肩こり・五十肩・腱板断裂《けんばんだんれつ》
肩の痛みがよくなるすごい方法

整形外科医
歌島大輔

はじめに

本書を手に取っていただき、ありがとうございます。整形外科医の歌島大《うたしまだい》輔《すけ》と申します。

唐突ですが、私は2つのことでとても「変な医者だ」といわれています。

1つめは**フリーランスの医師**であること。2つめは**ユーチューバー**であることです。これだけで多くの人は「きっとチャラい医者に違いない」と思われるかもしれません。

じつは私は「生真面目《きまじめ》な医者だ」ともいわれています。でも、生真面目といえば、常勤医として働き、ユーチューブなど決して出ることのない医師を想像するはずです。……変ですよね。自分でも「変で生真面目」だと思いますし、ほかに自分のような医者は見たことも聞いたこともありません。

しかし、そんな私だからこそ書けた「あなたを救う肩の本」が本書です。

その理由は読み進めていただければ、きっとご理解いただけると思います。

フリーランスの医師とは、常勤医として勤務する病院を持たない医師のことです。イメージしやすいのはドラマ『ドクターX』の主人公・大門未知子さんですね。

しかし私は、大門さんのように「私、失敗しないので」とはいいません。なぜなら医療に絶対はなく、何を失敗とするかも明確ではありませんから。

このあたりが「生真面目」といわれる理由かもしれません。

現実の世界では、フリーランスの医師は「バイト医」とも呼ばれ、その言葉には否定的なニュアンスが含まれています。それは「替えが利く医師」ということです。私はそういう医師ではいたくないと思い、「歌島（私）でないといけない」といってもらえる価値を生み出せるように努力しました。

私にとってその価値が「肩」という関節の診療でした。

整形外科医の中でも膝《ひざ》や背骨など、それぞれが得意とする専門領域があります。その中で、じつは肩を苦手とする整形外科医が本当に多いのです。だから肩を専門とする医師は重宝されます。

肩は人間が二足歩行に進化した結果、それに合わせて変化を強いられた関節で、とても高機能でありつつデリケート（痛みやすい）になっています。そのため、幅広い年代の人々が肩の痛みに悩まされます。

それこそ**20代後半くらいから肩こりに悩む人が増え、40～50代で五十肩《ごじゅうかた》（四十肩《しじゅうかた》）、60代以降では腱板断裂《けんばんだんれつ》で悩む**ことになります。

一生ケアをし続けないといけない手のかかる関節、それが肩です！

本書では「肩こり、五十肩、腱板断裂」の3つに焦点を当てて解説していきます。

肩の痛みのほとんどはこの3つに集約されますので、本書を読んでいただければ、肩のお悩みについてはほぼすべて解決策が見つかるでしょう。

私はこの3つのうち、**五十肩と腱板断裂に対しては肩関節鏡手術《かたかんせつきょうしゅじゅつ》という特殊な手術で治療しています**。その数は年間で約350件にもおよびます。

一方、肩こりで手術が必要になることはとても稀《まれ》です。だからといって肩こりを軽視していいわけではありません。

詳しくは本編で解説しますが、**肩こりの発症は肩甲骨《けんこうこつ》の動きと深くかかわります**。そして、その肩甲骨の動きが悪い状態を放置すると、五十肩や腱板断裂を引き起こす可能性があるのです。

手術に至るほどの肩の悩みをお持ちの患者さんを年間で350人ほど診療し、その何倍にも上る軽症や中等症の患者さんを診察してきた中で、私はあることに気づきました。

「**肩は治療迷子の患者さんだらけだ**」と……。

肩が痛くて整形外科や接骨院、整体院などを受診しても、正しい知識を持つ専門家が少ないため、適切な治療（診断）が受けられず、痛みが改善しないまま、あちこちを受診する「治療迷子」になってしまう患者さんが本当に多いのです。だからこそ、**患者さん自身が学び自らを守る必要**があります。

そこで私は、ユーチューブを使って発信してみようと考えました。肩について正しく、医学的根拠がある知識を「わかりやすく」届けたいという想いでユーチューブをはじめました。

その結果、いつの間にかチャンネル登録者は17万人を超え、今も視聴してくださる方が増えています。

そして、医学的根拠がある知識を「わかりやすく」届けたいという想いを次は本で伝えたいと考えていた折に、Ｇａｋｋｅｎさんからお声がかかったことは、本当にありがたいことでした。

「肩を専門にする変な医者」が熱い想いを詰め込んだ本書は、「肩の痛みで悩んでいる」すべての人に読んでいただきたい一冊になりました。

本書で紹介する**「うちわあおぎ」などの1分肩トレ**を実践していただき、あなたの肩の痛みや悩みを劇的に改善することができれば、これ以上の喜びはありません。

2024年2月

歌島大輔

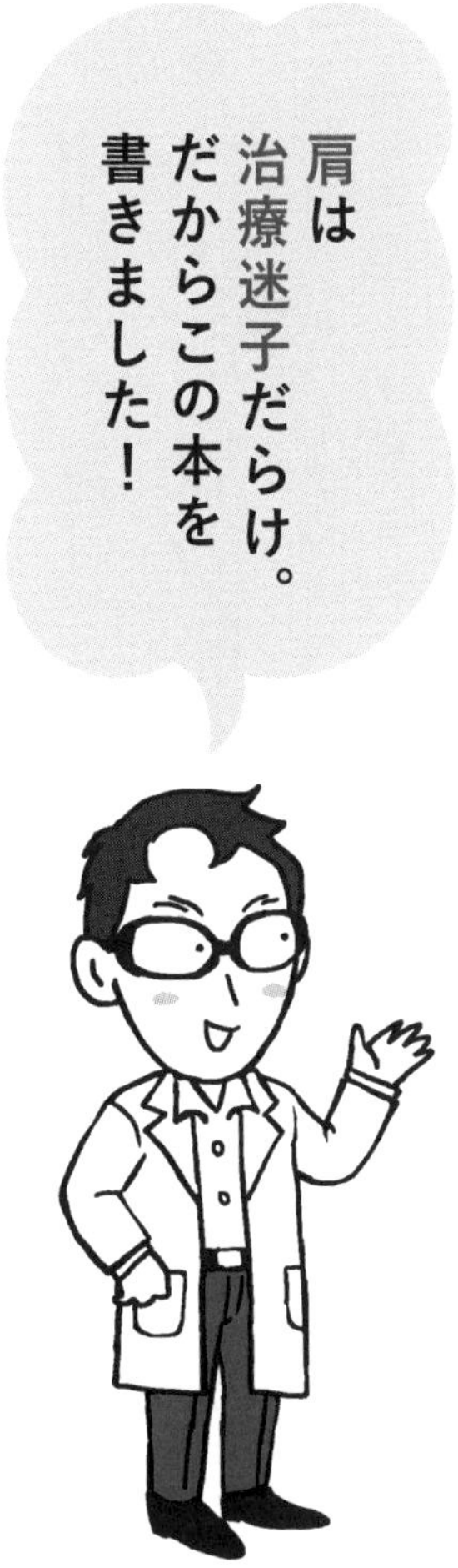
肩は
治療迷子だらけ。
だからこの本を
書きました！

CONTENTS

第2章 肩こり・五十肩・腱板断裂の正体……045

第3章 肩の痛みを解消する「1分肩トレ」

第4章 肩の痛みを改善する日常生活

第5章 肩痛の疑問・悩みをQ&Aで解決……139

第6章 自分に合う病院・治療院の見つけ方……167

・スタッフ
ブックデザイン　牧野友里子（ROOST Inc.）
イラスト　ヨシザワ・ユリエ
校閲　山本尚幸（こはん商会）
編集協力　山本道生（地人館）
浅井貴仁（ヱディットリアル株式會社）
本文DTP　大森弘二、角田篤則（ROOST Inc.）
製版　グレン

序章

症状別
肩の痛みを
セルフチェック

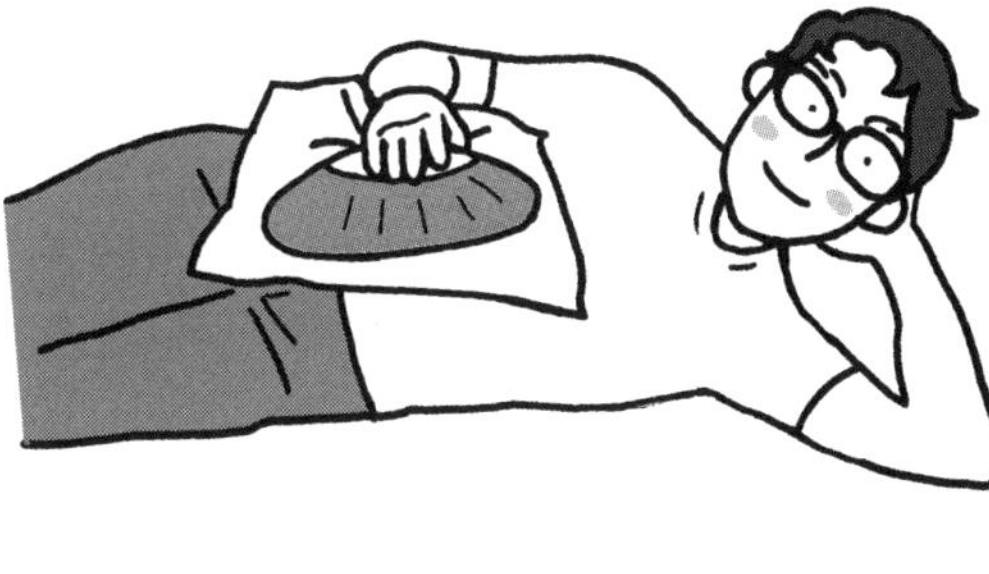

あなたの肩の痛みの正体は、「肩こり」それとも「五十肩」はたまた「腱板断裂《けんばんだんれつ》」のどれ？

あなたの症状をセルフチェック！

最初にあなたの肩の痛みの正体を探っていきましょう。

医師が病気の正体を明らかにすることを「診断」といいますが、もしかしたら**診断は治療以上に大切な医師の役割**なのかもしれません。

なぜなら、症状の正体が明らかにならないと、その後の治療はもちろん、注意すべきことや改善のためのセルフケアなど、すべてが決まらないからです。そして、診断を見誤ってしまうと、対策も的外れになってしまいます。

身近な例でいうと、バケツに水を溜める場面を想像してください。もし、バケツの底に穴が空いていたとしたら、水はいつまでたっても溜まらないですよね。そこで、原因が蛇口から出る水の量が少ないからだと判断すると、きっと蛇口の栓をさらに開いて大量の水を放出するに違いありません。

しかし、本当の原因はバケツに穴が空いていることですから、結局、大量の水を無駄にするだけでなく、床が水びだしになるという大惨事になります。

これはあまりに滑稽《こっけい》なたとえ話ですが、診断を間違えたがゆえに治療がうまくいかないのも同じことです。

詳しくは1章でご説明しますが、**肩の症状は「肩こり・五十肩・腱板断裂」の3つのどれかに該当する人がほとんど**です。

そこで、簡単にできる症状（肩こり・五十肩・腱板断裂）別のセルフチェックを用意しました。まずはこのセルフチェックで、あなたの肩の痛みが「肩こり・五十肩・腱板断裂」のどれに該当するのかを知って、3章で紹介する1分肩トレや4章の日常生活の改善をはじめてください。

ただし、「肩こりと五十肩」「五十肩と腱板断裂」というように**2つ以上の症状に該当する人もいます**。そのような人はどちらの対策もしっかりとることが大切です。

セルフチェック 1

肩こり

あなたの痛みが「肩こり」なのかを判定します。ここにあげた10項目を読んで、当てはまった項目をチェックします。YESが5個以上の人は肩こりの疑いがあり、7個以上の人は肩こりの可能性がきわめて高いといえます。

＼ YESだった項目に☑チェック! ／

- □ 年齢は20代後半～50代
- □ 痛い場所が腕より首や背中に近い
- □ 頭を前後左右に傾けると痛みがある
  ※どこか一方向でも痛みがあればチェック。
- □ 肩（痛みがある場所）を揉《も》むと楽になる

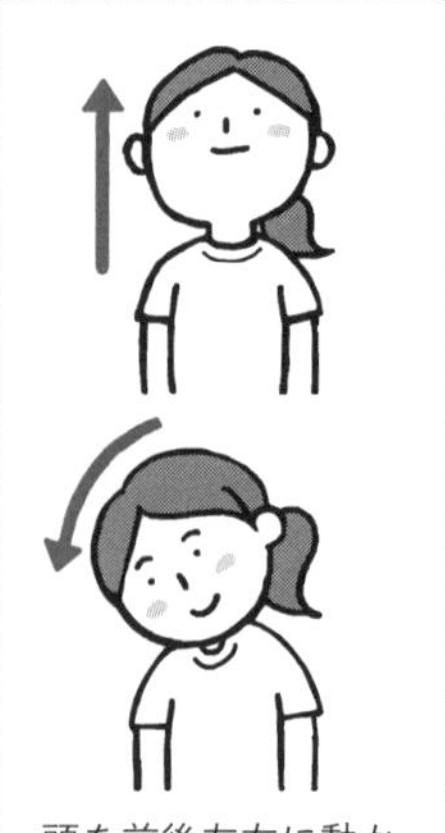

頭を前後左右に動かせる範囲で傾けます。

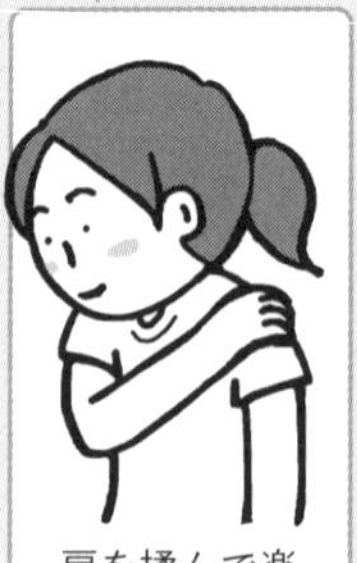

肩を揉んで楽になるかをチェックします。

➡ YESが ＿＿＿＿ 個

- □ 首を回すと痛みがある
- □ 激痛というほどの痛みではない
- □ 目が覚めるほどの夜間痛《やかんつう》はない
  ※夜間痛とは就寝時に出る痛みを指します。
- □ 腕を動かしても痛みは変わらない
- □ 同じ姿勢で作業を続けると痛みが悪化する
- □ 朝起きたときの痛みやこわばりが強い

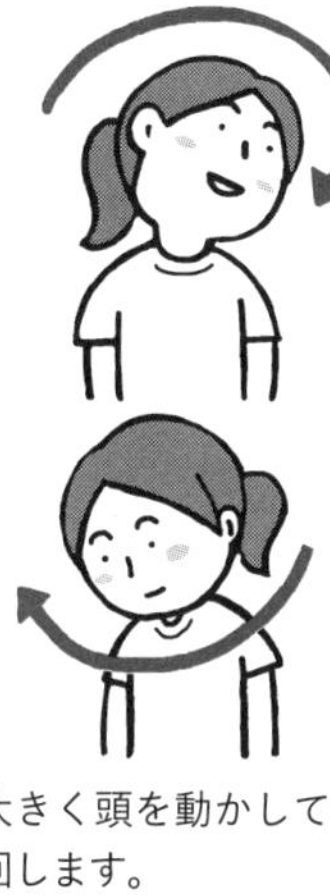

大きく頭を動かして首を回します。

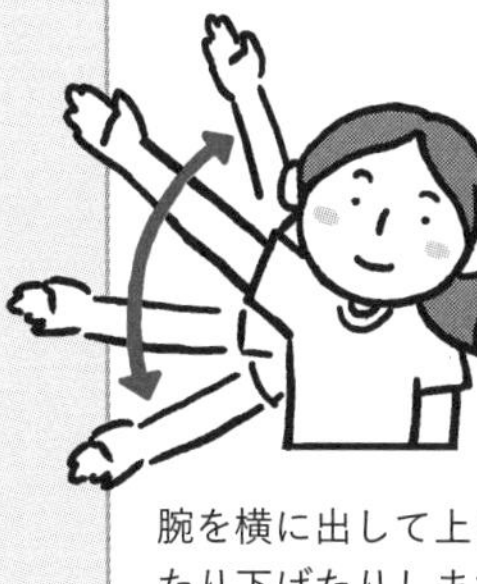

腕を横に出して上げたり下げたりします(上げる高さはできる範囲でOKです)。

セルフチェック 2

五十肩

あなたの痛みが「五十肩」なのかを判定します。ここにあげた10項目を読んで、当てはまった項目をチェックします。YESが5個以上の人は五十肩の疑いがあり、7個以上の人は五十肩の可能性がきわめて高いといえます。

＼ YESだった項目に☑チェック！ ／

- ☐ 年齢は40～60代
- ☐ 肩の出っ張りの周辺を押すと痛みがある
  ※五十肩でなくても押すと多少痛いときがあります。その場合は左右を押して痛みに差があればチェック。
- ☐ 腕を動かすと痛い
  ※やり方は19ページの右から4番目と同じです。
- ☐ 痛みがある場所を軽く揉むと痛みが増す

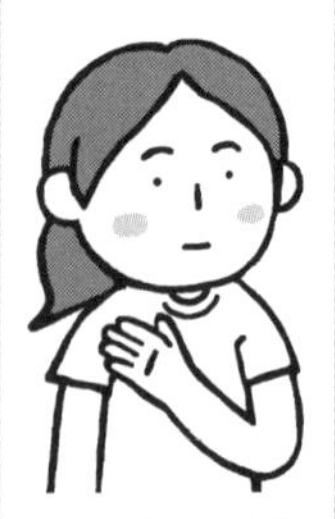

肩の少し内側にある骨の出っ張ったあたりを押します。

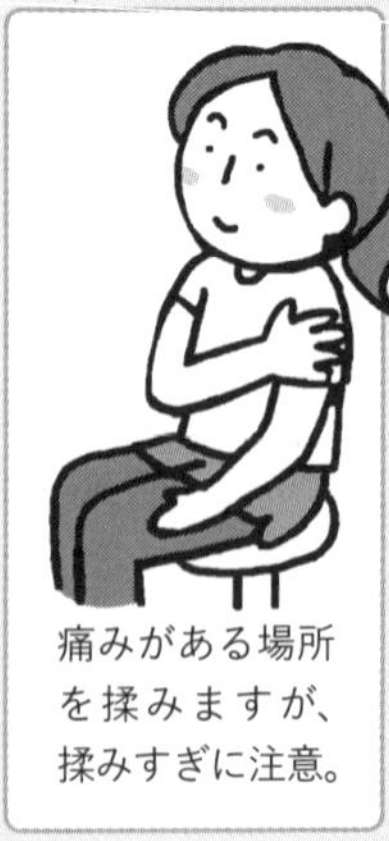

痛みがある場所を揉みますが、揉みすぎに注意。

➡ YESが＿＿＿＿個

- □ 夜間痛がある
- □ ときどき激しく痛む
- □ 肩が痛いほうの手首を反対の手でつかみ腕を持ち上げようとしても、痛くて床と平行の高さより上げることができない。
- □ 頭を前後左右に動かしても痛みがない
  ※やり方は18ページの右から3番目と同じです。全方向で痛みがなければチェック。
- □ 手のひらで押し合っても痛みがない
- □ 肩が痛いほうの手の甲を反対の手でつかみ引っ張り合っても痛みがない

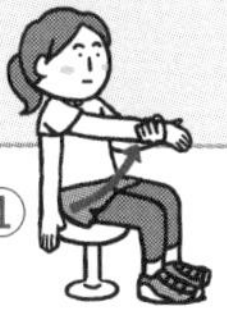

①肩が痛いほうの手首を反対の手でつかみ、床と平行の高さまで腕を上げます。

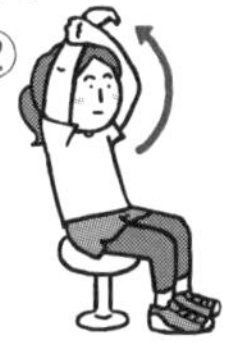

②①の姿勢から、反対の手で腕を持ち上げます。

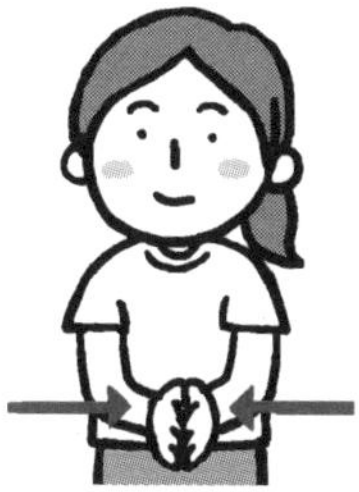

肘《ひじ》を90度に曲げて脇をしめ、両手を合わせて押し合います。

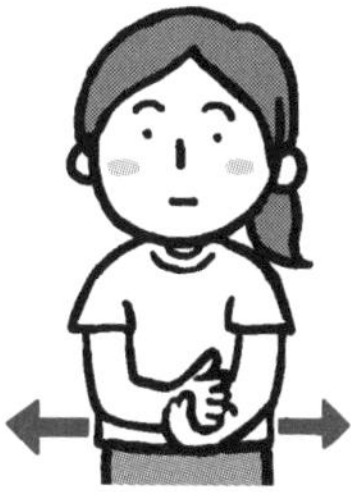

脇をしめて肩が痛いほうの手の甲を反対の手でつかみ引っ張り合います。

セルフチェック 3

腱板断裂

あなたの痛みが「腱板断裂」なのかを判定します。ここにあげた10項目を読んで、当てはまった項目をチェックします。YESが5個以上の人は腱板断裂の疑いがあり、7個以上の人は腱板断裂の可能性がきわめて高いといえます。

YESだった項目に☑チェック！

- □ **年齢は60歳以上**
- □ **腕を伸ばすと痛みがある**
  ※どこか一方向でも痛みがあればチェック。
- □ **腕を動かすと痛い**
  ※やり方は19ページの右から4番目と同じです。
- □ **肩が痛いほうの手首を反対の手でつかみ腕を持ち上げると、真上近くまで上げることができる。**
  ※やり方は21ページの右から3番目と同じです。

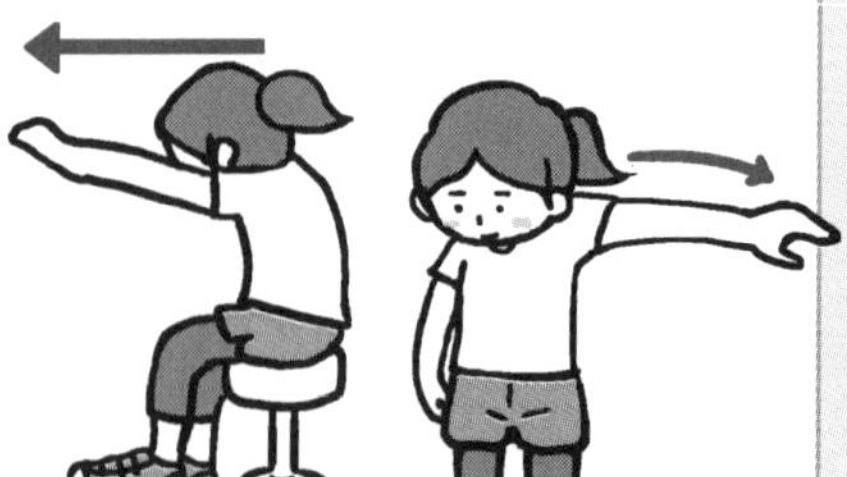

前や横、斜めといろいろな方向に腕を伸ばします。

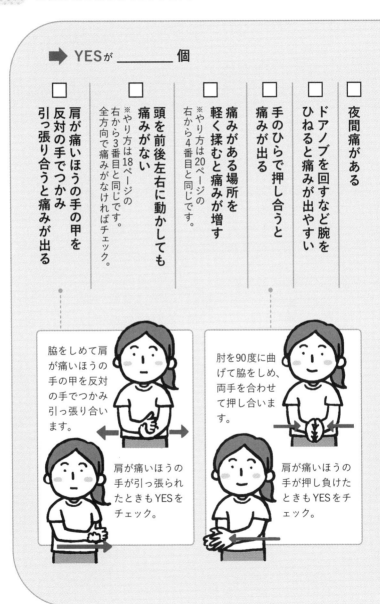

➡ YESが ______ 個

- □ 夜間痛がある
- □ ドアノブを回すなど腕をひねると痛みが出やすい
- □ 手のひらで押し合うと痛みが出る
- □ 痛みがある場所を軽く揉むと痛みが増す
  ※やり方は20ページの右から4番目と同じです。
- □ 頭を前後左右に動かしても痛みがない
  ※やり方は18ページの右から3番目と同じです。全方向で痛みがなければチェック。
- □ 肩が痛いほうの手の甲を反対の手でつかみ引っ張り合うと痛みが出る

脇をしめて肩が痛いほうの手の甲を反対の手でつかみ引っ張り合います。

肩が痛いほうの手が引っ張られたときもYESをチェック。

肘を90度に曲げて脇をしめ、両手を合わせて押し合います。

肩が痛いほうの手が押し負けたときもYESをチェック。

本書について（注意点など）

●本書は、肩の痛みでお悩みの方に向けた改善法を紹介しています。本書で紹介している体操（1分肩トレ）や健康法を実践して、痛みが増したり体調が悪化した場合は、すぐに中止して医師へご相談ください。

●本書の改善法を実践するにあたり、とくに妊娠中や授乳中の方、肩以外の病気や怪我の治療中の方、医師から運動について指導を受けている方は、事前に医師の判断をあおいでください。

●疾患や不調の状態には個人差がありますので、本書の内容がすべての人に当てはまるわけではないこと、効果の表れ方についても個人差があることをご了承ください。

●本書で紹介している「五十肩」は「四十肩」と同義で、表現を「五十肩」に統一しています。その症状や原因、改善法などは「四十肩」も同じとご理解ください。

●本書の原稿は、著者が医学的根拠（エビデンス）にもとづき構成・執筆しています。根拠となる医学論文については、本文中に（1）（2）と数字で記し、各章の最後に「参考文献」として論文名をまとめて紹介しています。

第1章

知っておきたい！
肩痛の新常識

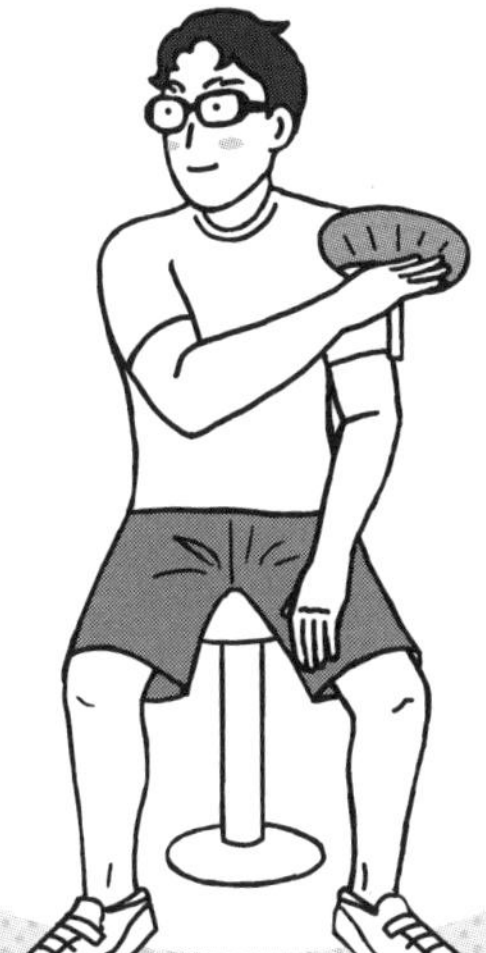

症状がある人の割合は女性1位で男性2位！「肩痛《かたつう》」は日本人の国民病

「肩の痛み＝肩痛」は、本来は「けんつう」と読みますが、聞き慣れないしピンとこないですよね？　ですから、本書では「かたつう」と読むことにしましょう。

肩痛が日本人にとって大きな悩みであることは、2019年に厚生労働省が調査した国民生活基礎調査を見れば明らかです。それによると、さまざまな疾患がある中で**「肩こりの有訴者率《ゆうそしゃりつ》（症状がある人の割合）」が女性で1位、男性でも2位**であることが判明しています。まさに**国民病**といえるでしょう。整形外科や治療院など、全国には肩の治療を行う施設がたくさんあるのに、この現状です。

私の外来にも肩が急に上がらなくなって会社を休んだり、つらい痛みで就労制限を余儀なくされた患者さんがよく来られます。そのような患者さんの中には、同僚から

「肩が痛いのくらい我慢しろ」「放っておけばそのうち治るよ」といわれ、身体だけではなく精神的につらい思いをされているという方もいらっしゃいます。

そんなつらい思いをされる人の多くは、**五十肩**を患《わずら》っています。その名のとおり、**50代の方に多い肩の疾患**です。ただし、40代の方にも多いので四十肩とも呼ばれます（本書では五十肩で統一していますが、**四十肩も同じ**疾患であるとご理解ください）。

また、別の調査では肩痛で検査をされた方の中に、「50代で12・8％、60代で25・6％、70代で45・8％」の割合で**腱板断裂**《けんばんだんれつ》を発見したという報告(1)があります。

70代になるとほぼ半数なので、かなり高い確率で発症していることがわかりますよね。腱板断裂は、腱板という名の腱（筋肉と骨をつなぐ部位）が断裂（損傷）する肩の疾患です。

けれども、腱板断裂のことを「具体的に知っている」と答えた人は9・1％で、「聞いたことがある人」と答えた人は14・8％という調査(2)もあります。

ということは、腱板断裂という疾患名を聞いたことすらない人が多数派だというのが現状なのです。

四足歩行から二足歩行に進化した結果、肩の役割が大きく変わった

　あなたの肩の悩みを解決する前に、肩について知っていただきたいことをお伝えします。それは、ほ乳類が人類へと進化していく過程で、肩は役割を大きく変えた関節だということです。その肩の役割を変えたのが**四足歩行から二足歩行への進化**でした。

　人類の祖先が四足歩行だった時代、人間の腕は馬や牛などと同じように前脚でした。それゆえ肩関節も前脚の付け根であり、後ろ脚の付け根である股関節と同じように**体重を支えることや身体を前後左右に運ぶこと**（**歩行**）が主な役割だったのです。

　それが二足歩行に進化した結果、どうなったのでしょうか？　そうです、体重を支える・身体を運ぶ（歩行）という役割がほぼなくなったのです。

　自由になった前脚は腕（手）となり、人類はさらなる進化を遂げます。道具を使ってさまざまな作業をするなど、できることが一気に増えたのです。そして、肩も「**腕**

（手）を所定の位置に運ぶ」「**腕（手）を所定の位置で安定させる**」といった役割を担うようになりました。

たとえば「足でご飯を食べてください」「足で文字を書いてください」といわれてもできませんよね。足をご飯や紙の近くに持っていって、維持することですら難しいと感じるはずです。

このように二足歩行になった結果、肩関節はそれを可能にするくらいの進化を起こしていたのです。

これだけでも、肩がいかに高性能な関節であるかが、おわかりいただけるのではないでしょうか。

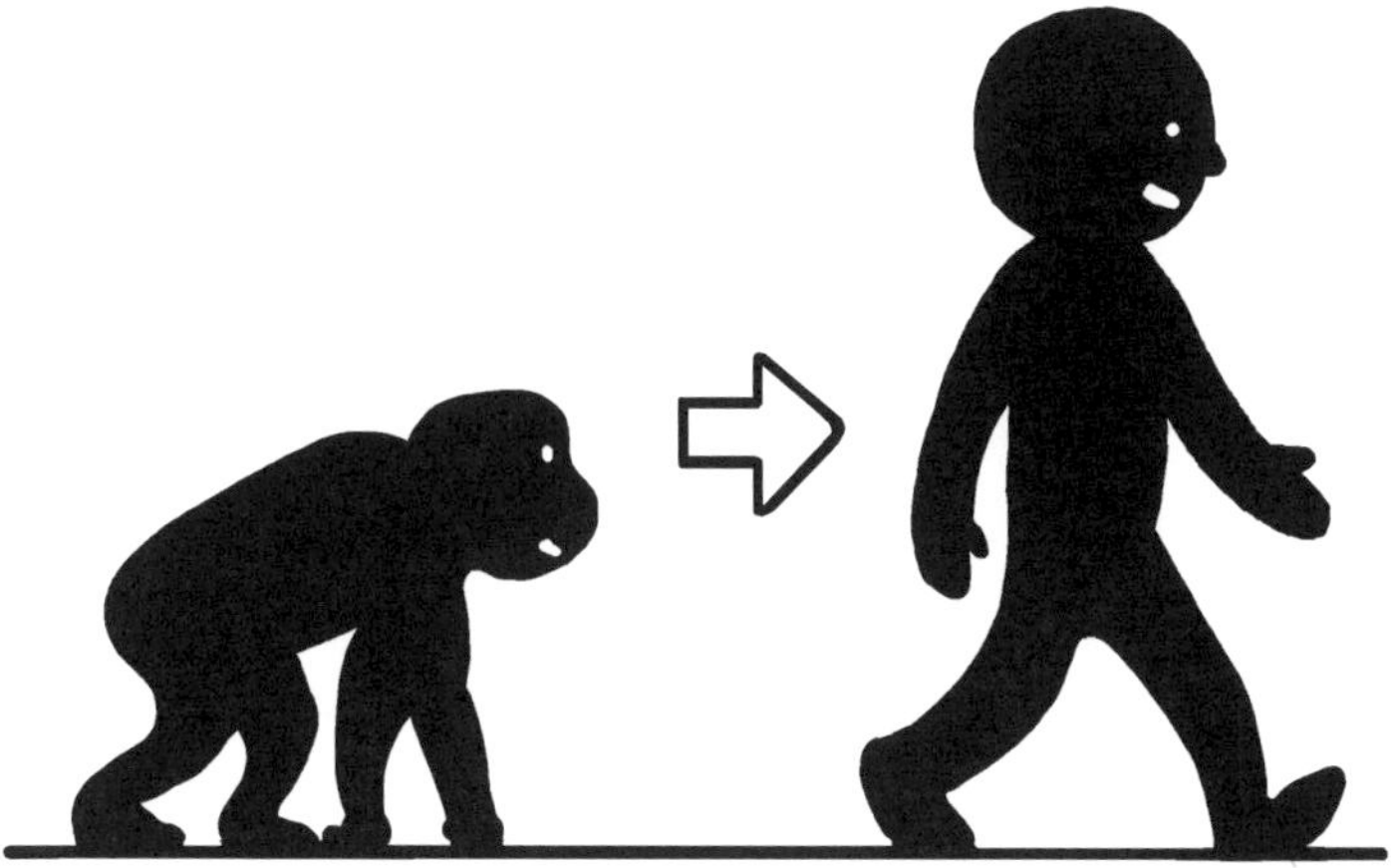

四足歩行から二足歩行へ

身体の中でもっとも動かせる範囲が広く脱臼《だっきゅう》しやすいデリケートな肩関節

二足歩行への進化にともなって大きく進化した肩関節は、特殊な関節に生まれ変わりました。それをひと言で表すなら「**高性能かつデリケートな関節**」です。

人間の肩関節は、とても長い時間をかけて腕の先端にある手をさまざまな方向に動かしたり、できるだけ遠くに届かせたり、ボクシングのパンチのように高速で動かしたりする能力を備えてきました。

その結果、あらゆる関節の中で「**もっとも動かせる範囲が広い＝可動域《かどういき》が広い**」という関節に進化したのです。

たとえば肩のすぐとなりにある肘《ひじ》関節はどうでしょうか？　基本的に肘関節は曲げ伸ばしの動きしかできませんよね。まっすぐ180度に伸ばした状態から、曲げるのは45度ぐらいまで、しかも一方向へしか動かせません。

それに対して、肩関節は下ろしていた腕を「前→上（横）→後ろ」と動かし、元の位置に戻すことができます。**ほぼ360度動かすことができる関節**といってもいいでしょう。

このとき、肩関節はひねるような動きにも対応できるので、ほんとうに高性能な関節なのです。

ただし、肩の進化は必ずしも良いことばかりではありませんでした。可動域の広い関節へ進化した反面、身体の中でもっとも外れやすい（脱臼しやすい）デリケートな関節になってしまったのです（その理由は、次項でご説明します）。事実、脱臼の約半分は肩に起こる(3)とまでいわれています。

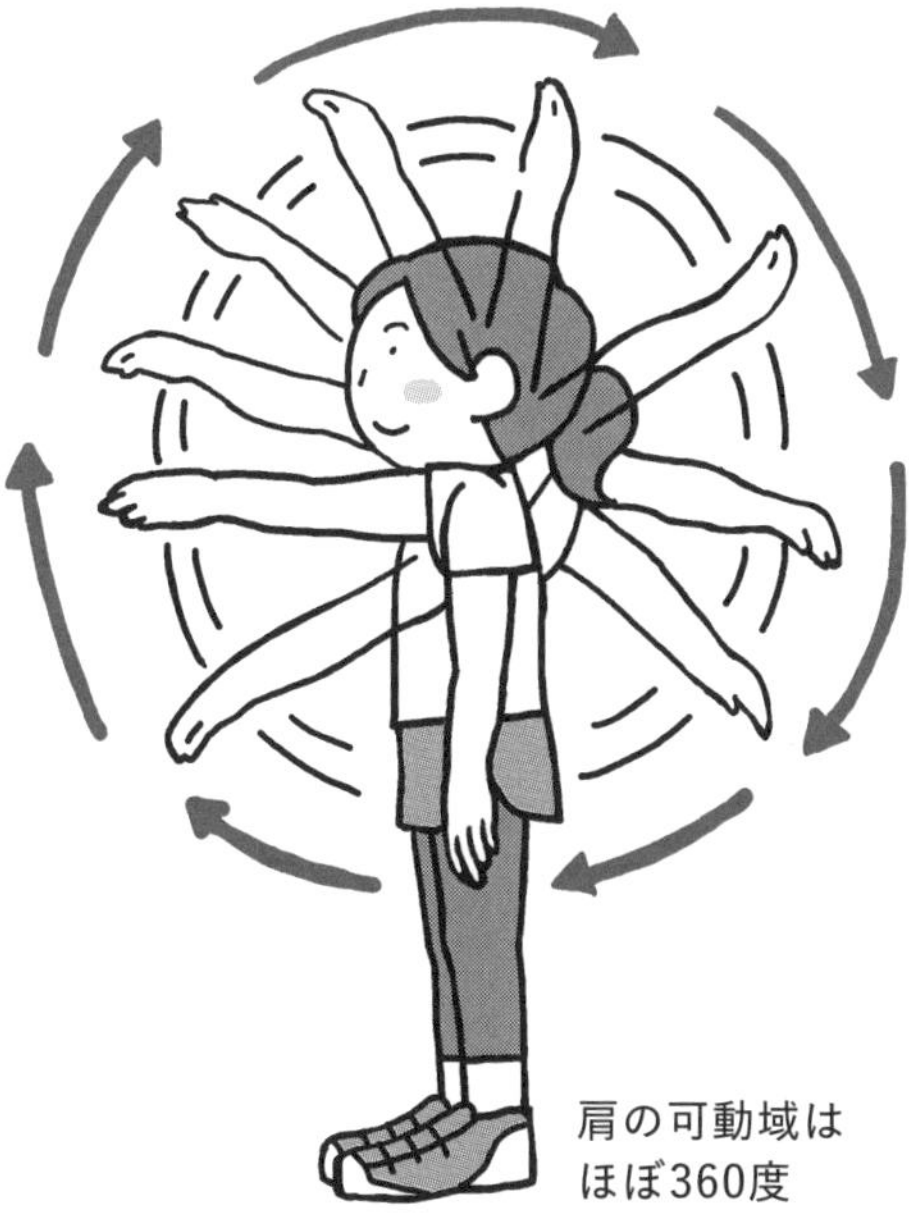

肩の可動域は
ほぼ360度

進化した肩関節の特徴と肩関節を動かす筋肉

◉肩の可動域が広い理由

人間の肩関節が高性能である理由は、関節を構成する肩甲《けんこう》骨《こつ》と上腕骨《じょうわんこつ》の骨の形にあります。

肩関節は肩甲骨と上腕骨で構成されていますが、下のイラストのように**肩甲骨の端にあるお皿（肩甲骨関節窩《けんこうこつかんせつか》）に、ボールのような形状をした上腕骨頭《じょうわんこっとう》（上腕骨の端）が乗っているような構造をしています。**そして、上腕骨頭の球面がお皿状の肩甲骨関節窩の上をスムーズに動くことで、広い可動域を生み出しているのです。

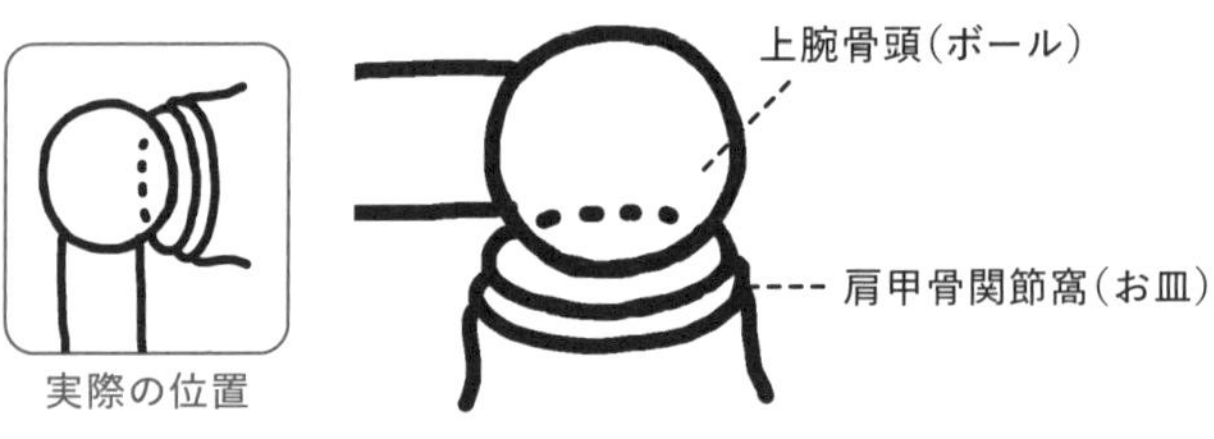

このイラストは肩甲骨関節窩（お皿）の上に上腕骨頭（ボール）が乗っている右肩をイメージしたものですが、実際は肩甲骨が内側、上腕骨が外側に位置します

加えて、肩甲骨自体が動くことで肩の可動域を広げています。肩甲骨が動くといわれても、なかなかイメージできないかもしれませんが、肩をすくめてみれば肩甲骨が動くことを実感できるはずです。

実感できるように、わかりやすい例をあげてみましょう。正常な肩は腕が耳に触れるくらい真上に上がりますが、逆の手で肩甲骨（p34のイラストを参照してください）が動かないように上から押さえつけた状態で腕を上げてみてください。おそらく真上まで上がらないはずです。

その状態から、押さえつけていた逆の手を離して肩甲骨が動く状態にしてみると、腕は真上まで上がります。

この腕を上げるときの肩甲骨の動きは「上方回旋《じょうほうかいせん》」といって、肩甲骨自体が上へ向くように回旋しています。この動きはとても大切なのです。

◉肩関節を安定させるインナーマッスルの働き

関節の多くは骨と骨が直接向き合い、それが滑るようにして動きます。しかし、肩甲骨は背骨や肋骨《ろっこつ》とは筋肉でゆるくつながっているだけです。それゆえ、肩甲骨は「背中に浮いている」ともいわれています。

この肩甲骨と背骨をつなぐ筋肉は、「**肩甲骨周囲筋**《けんこうこつしゅういきん》」と呼ばれ、肩甲骨の動きを生み出し、肩の可動域を広げるためのとても大切な役割を担っているのです。

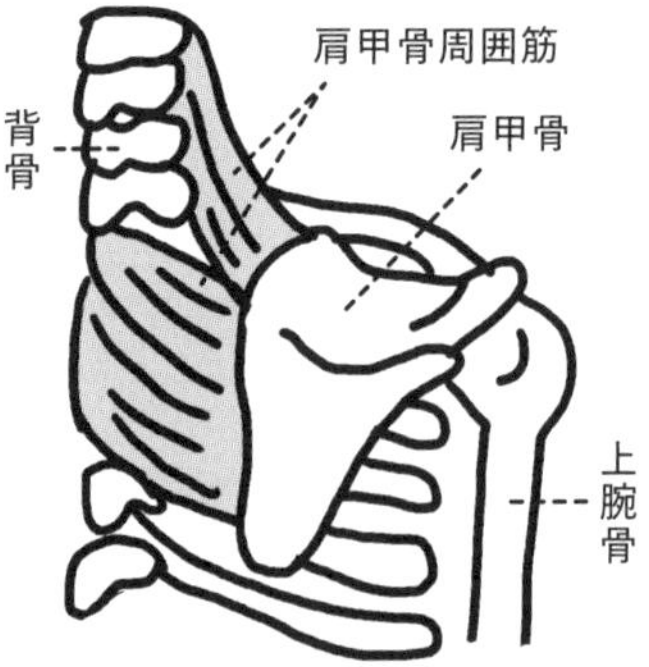

右肩を後ろから見た図

ここで、ボールを乗せたお皿を肩関節だと想像してください（p32のイラスト参照）。ちょっとした衝撃を加えるだけでボールはお皿から落っこちますよね。じつはそれが脱臼です。そう聞くと「肩はすぐに脱臼する危ない関節」だと不安になりませんか？でも、ご安心ください。人間の身体には脱臼から肩を守るしくみがしっかり備わっています。その役目を担っているのが、**肩まわりのインナーマッスル**です。

インナーマッスルは深層筋《しんそうきん》ともいい、身体の内部（インナー＝深いところ）を走る筋肉です。関節の近くを走る筋肉ともいわれ、肩のインナーマッスルにキュッと力が入ると、先ほどの**ボール**（**上腕骨頭**）**がお皿**（**肩甲骨関節窩**）**に押しつけられて、肩が外れることなく安定する**のです。

肩のインナーマッスルは、背中から肩をまたぎ、最終的に上腕骨にくっついています。そのくっつき部分のスジを「**腱板**《けんばん》」と呼びます（左のイラスト）。**腱板断裂は、この腱板が断裂**（**損傷**）**したもの**です。

２００２年の研究⑷では肩を脱臼した際に腱板も大きく断裂してしまった人は、再び脱臼するリスクが約30倍であったと報告されています。

その理由は腱板は肩のインナーマッスルのスジですから、ここが断裂してしまうとインナーマッスルそのものが働かないからです。それゆえ肩を再び脱臼するリスクが高まると考えられます。

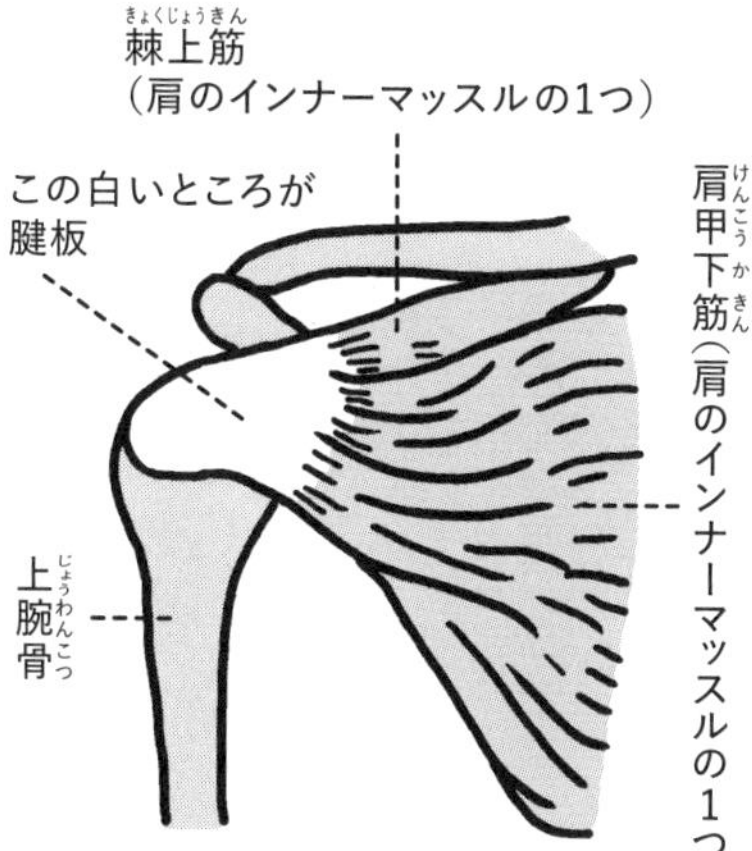
棘上筋《きょくじょうきん》
（肩のインナーマッスルの1つ）
この白いところが
腱板
肩甲下筋《けんこうかきん》（肩のインナーマッスルの１つ）
上腕骨《じょうわんこつ》

右肩を前から見た図

肩痛にともなう怖い病気と肩痛のリスクを高める病気や生活習慣

◉注意したい「レッドフラッグサイン」

私たち医師が患者さんを診察するとき、常に注意しているのが**レッドフラッグサイン**です。専門的な言葉ですが、簡単にいうと「**見逃してはいけない患者さんからのサイン**」のことで、文字どおり「赤旗／赤信号」です。

このレッドフラッグサインを見逃してしまうと適切な治療が行えないどころか、後遺症が残ったり、患者さんの命にかかわる危険すらはらんでいるのです。

肩痛で悩む患者さんにはさまざまなレッドフラッグサインが見られますが、とくに「**突発的な肩の痛み**」「**胸や背中の痛み**」の2つは注意してください。1つでも心配ですが、2つ同時となると緊急の治療を要することさえあります。

この2つのサインの心配な点は、**心臓と心臓から出る大きな血管（大動脈《だいどうみゃく》）の問題を疑わなければならない**点です。病名でいえば心筋梗塞《しんきんこうそく》や大動脈解離《だいどうみゃくかいり》などで、突然死の原因にもなるとても怖い病気です。

2002年の論文⑸では、大動脈解離の84％に突発的な胸の痛みや背中の痛みがあったと報告されています。とくに胸や背中に突発的な強い痛みを感じたときは、救急車を呼ぶことをためらってはいけません。

ほかにも、注意してほしいレッドフラッグサインは発熱です。肩痛とともに身体が熱っぽいと感じたら、できるだけ早く体温を測ってください。もしも38℃以上あった場合は、肩に細菌が繁殖してしまった「化膿《かのう》」という状態や、関節リウマチなどに代表される「膠原病《こうげんびょう》」など、放置してはいけない病気が隠れている可能性があります。

◉肩痛になるリスクを高める病気と生活習慣

ほかの疾患が肩痛になるリスクを高めることもあります。その代表が糖尿病です。

2023年に報告された論文⑹によると、糖尿病の方は3.69倍も五十肩になりやすいことが示されています。

実際、手術に至るほど五十肩が重症化していた患者さんに対して手術前検査したところ、糖尿病が見つかったというケースもありました。

また、**喫煙・肥満・高血圧が腱板断裂のリスクを高める**[7]ことも判明しています。これらは血管が硬くなる動脈硬化の原因として有名です。

身体の各部に栄養を届けるのは血管の役割です。つまり、血管が硬くなって肩に栄養が届きにくくなることが、腱板断裂のリスクを高める理由だと推測されます。

そう聞くと、肩の痛み改善には生活習慣を見直すことがいかに大切なのかがわかりますよね。生活習慣に関しては、４章で詳しく説明しますので、自分の生活習慣の見直しに役立ててください。

生活習慣といえば**姿勢も大切**です。２０１５年の研究[8]によると、姿勢が良い人の中で腱板断裂があった人は2.9%、姿勢が悪い人だと50%前後と報告されています。姿勢のよしあしで15倍以上の違いがあるとは驚きですね。

悪い姿勢とは、俗にいう「猫背」や「巻き肩」と呼ばれる姿勢のことです。猫背や巻き肩になってしまうと肩甲骨が前に巻き込まれ、背中が丸まってしまいます。その結果、肩関節の動きが悪くなるのです。

そして、肩関節の動きが悪くなったしわ寄せはインナーマッスルや腱板にくるので、腱板断裂のリスクが高まるというメカニズムが考えられます。

患者さんから、「**治療院で〝姿勢の悪さは身体のゆがみが原因**で、整体など何らかの施術をしないと改善しない〟と説明された」という話をときどき聞きます。ですが、**このような話には医学的根拠がありません**。

多くの治療院では、身体のゆがみは骨格のゆがみのこととして説明され、そのゆがみは整体などの特殊な施術をしなければ矯正できないといわれるようです。しかし、骨格のゆがみはきちんとレントゲンを撮らないと判定できませんし、**本当にゆがみがあったら整体などの徒手療法《としゅりょうほう》では矯正できません**。むしろ手術が必要です。

このように整形外科医からすると、医学的におかしな説明がされている現状がありますのでご注意ください。

肩痛を放置したことで起こるさまざまな不調や病気に注意

前項では、肩痛の原因になる怖い病気の話や悪しき生活習慣についてご説明しましたが、ここでは、**肩痛を放置すると起こりがちな問題**についてご説明します。

私が診てきた患者さんの中にも、「肩は痛いけど我慢できるし、いつか良くなるだろう」と思って何か月も放置していたという方がたくさんいます。

もちろん、そんなことはおすすめできません。たとえば、**夜間痛や睡眠障害などの問題**を引き起こす可能性があるからです。

就寝時に出る痛みのことを夜間痛といいますが、肩の夜間痛は比較的ありふれた症状ともいえます。しかし、**眠れなくなるほどの夜間痛**は、前項で説明した突発的な痛みや発熱と同様、注意してほしいレッドフラッグサインになります。

ある研究では、肩の問題がある患者さんの睡眠障害リスクは、4.86倍であったと報告(9)されています。

睡眠障害が引き起こす健康リスクはたくさんあり、代表的なものに**心臓病・糖尿病・うつ病**などの疾患が挙げられます(10)。

序章のセルフチェックで紹介した3つの症状「肩こり・五十肩・腱板断裂」は、痛み方や痛む場所などはさまざまですが、少なからず関連し合っています。たとえば**肩こりを放置しておくと、五十肩や腱板断裂のリスクを高める**可能性が考えられ、反対に五十肩や腱板断裂を放置すると肩関節の動きが悪くなり、**肩こりが強まる可能性**もあります。

このように**肩の痛みがほかの部位に悪影響をおよぼす**ことがよくあり、肩痛が**頭痛**(11)や**腰痛**(12)につながってしまうこともあるのです。

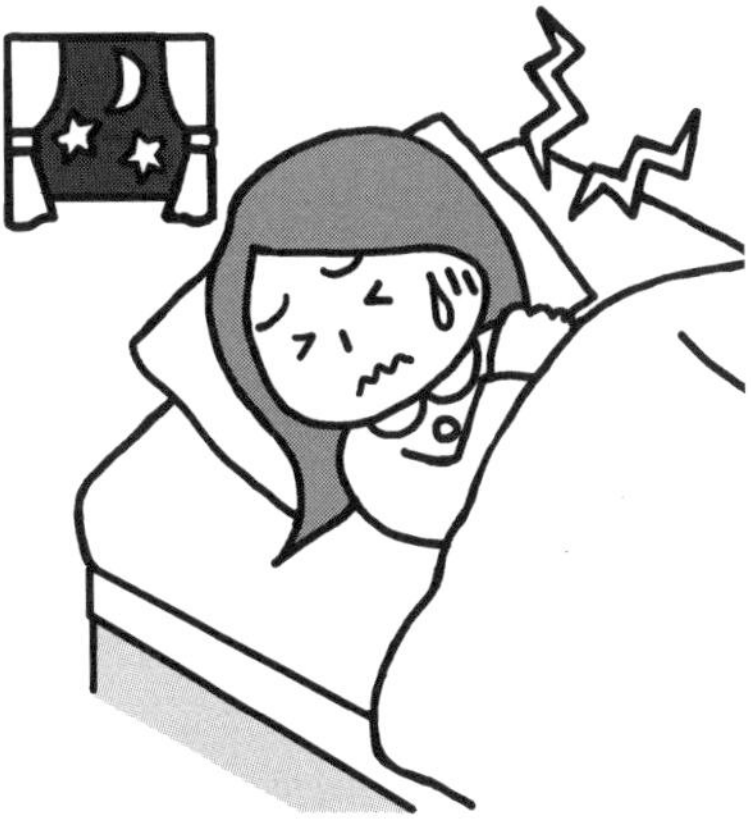

絶望する必要はまったくありません。今が肩痛を改善するチャンス！

「その痛みは歳（年齢）のせいだね」。そんな言葉を医師から告げられた人は、きっと多いと思います。年齢のせいだと片付けてしまってよいものか……と思いますが、一方でその傾向（加齢による影響）はたしかにあります。年齢と肩痛について、日本人を対象に調査した結果⒀を紹介します。その調査では20～33歳を1としたとき、その他の年代ではどのくらいの割合で肩痛が起きているかを示しています。

○20～33歳＝1　○34～42歳＝2.23倍　○43～48歳＝3.31倍
○49～56歳＝3.83倍　○57～70歳＝4.74倍

この数字を見るだけで、年齢とともに肩痛の割合がどんどん増えていくのがはっきりわかりますよね。その数は**20～33歳に比べて57～70歳の方は4倍以上**にのぼります。

しかし、**絶望する必要はまったくありません**。肩の悩みを放っておかずに**医学的根**

拠のある治療やセルフケアをしていけば、肩痛の予防も改善も可能です。

肩痛の症状でお悩みの人は、「本書を手に取った今が肩の痛みを改善するチャンス！」と考えましょう。

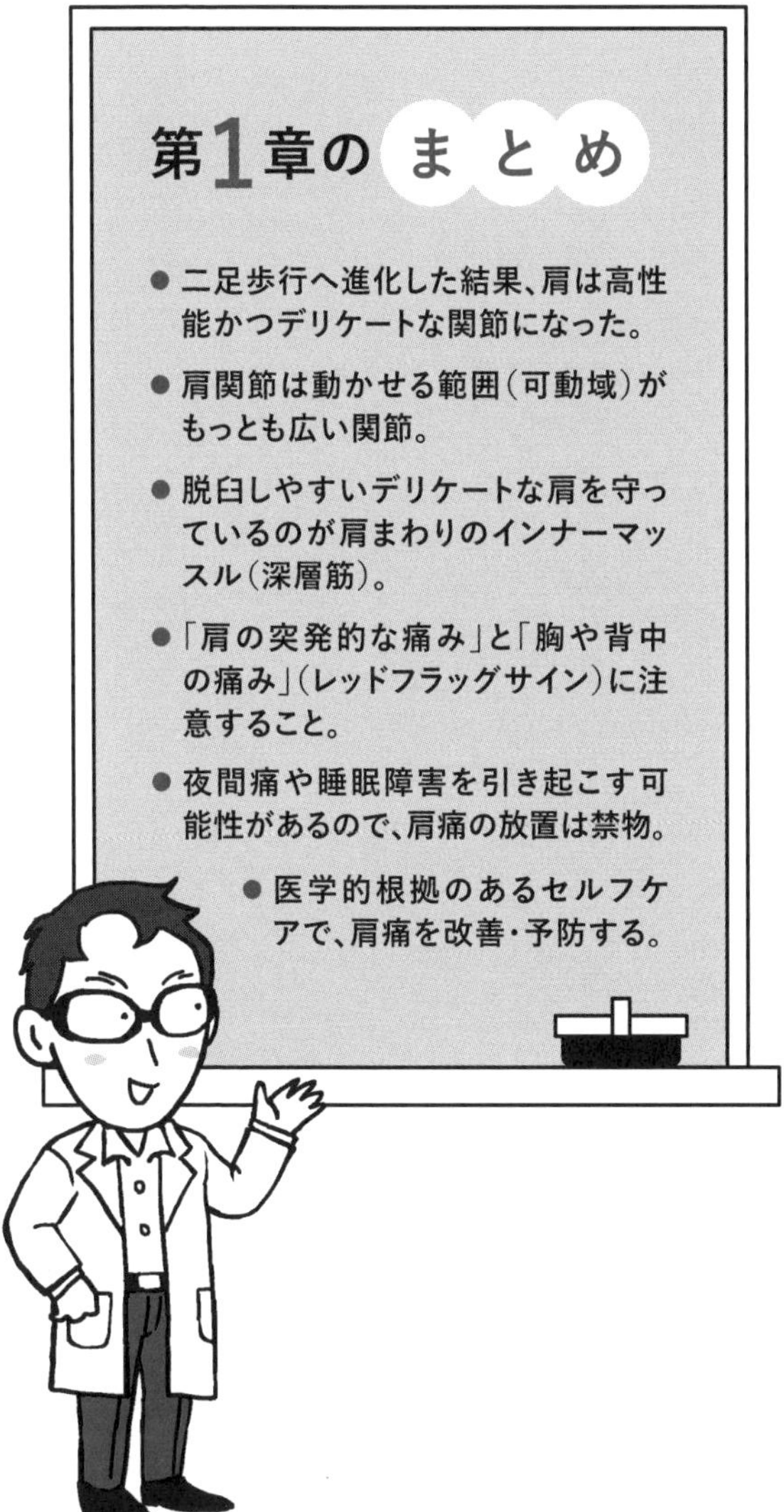
第1章のまとめ
● 二足歩行へ進化した結果、肩は高性能かつデリケートな関節になった。
● 肩関節は動かせる範囲（可動域）がもっとも広い関節。
● 脱臼しやすいデリケートな肩を守っているのが肩まわりのインナーマッスル（深層筋）。
● 「肩の突発的な痛み」と「胸や背中の痛み」（レッドフラッグサイン）に注意すること。
● 夜間痛や睡眠障害を引き起こす可能性があるので、肩痛の放置は禁物。
● 医学的根拠のあるセルフケアで、肩痛を改善・予防する。

【第1章の参考文献】

p027 (1) Atsushi Yamamoto, et al. J Shoulder Elbow Surg. 2010
Prevalence and risk factors of a rotator cuff tear in the general population

p027 (2) ジョンソン・エンド・ジョンソン社調べ「腱板断裂 一般生活者向け調査」(2016)

p031 (3) Rachel Abrams, et al. StatPearls Publishing; 2023
Shoulder Dislocations Overview

p035 (4) Robinson, C. M., Kelly, M. & Wakefield, A. E. Redislocation
of the shoulder during the first six weeks after a primary anterior dislocation:
risk factors and results of treatment. J. Bone Joint Surg. Am. 84, 1552–1559 (2002)

p037 (5) Michael Klompas. JAMA. 2002
Does this patient have an acute thoracic aortic dissection?

p037 (6) Brett Paul Dyer, et al. BMJ Open. 2023
Diabetes as a risk factor for the onset of frozen shoulder:
a systematic review and meta-analysis

p038 (7) Jinlong Zhao, et al. Clin Orthop Relat Res. 2022
What Factors Are Associated with Symptomatic Rotator Cuff Tears: A Meta-analysis

p038 (8) Atsushi Yamamoto, MD, PhD et al. Journal of Shoulder and Elbow Surgery .2015
The impact of faulty posture on rotator cuff tears with and without symptoms

p041 (9) Ali Hammad, et al. J Int Med Res. 2022
The correlation between shoulder pathologies and sleep disorders

p041 (10) CDC. 2022
Sleep and Chronic Disease

p041 (11) Daniel Rodríguez-Almagro, et al. Brain Sci. 2020
Neck Pain- and Unsteadiness-Inducing Activities and their Relationship
to the Presence, Intensity, Frequency, and Disability of Headaches

p041 (12) Kumagai, G, et al. BMC Musculoskelet. Disord. 2021
The effect of low back pain and neck-shoulder stiffness on health-related quality of life:
a cross-sectional population-based study.

p042 (13) S. Ueno, et al. Ind Health. 1999
Association between musculoskeletal pain in Japanese construction workers and job,
age, alcohol consumption, and smoking

第2章

肩こり・五十肩・腱板断裂の正体

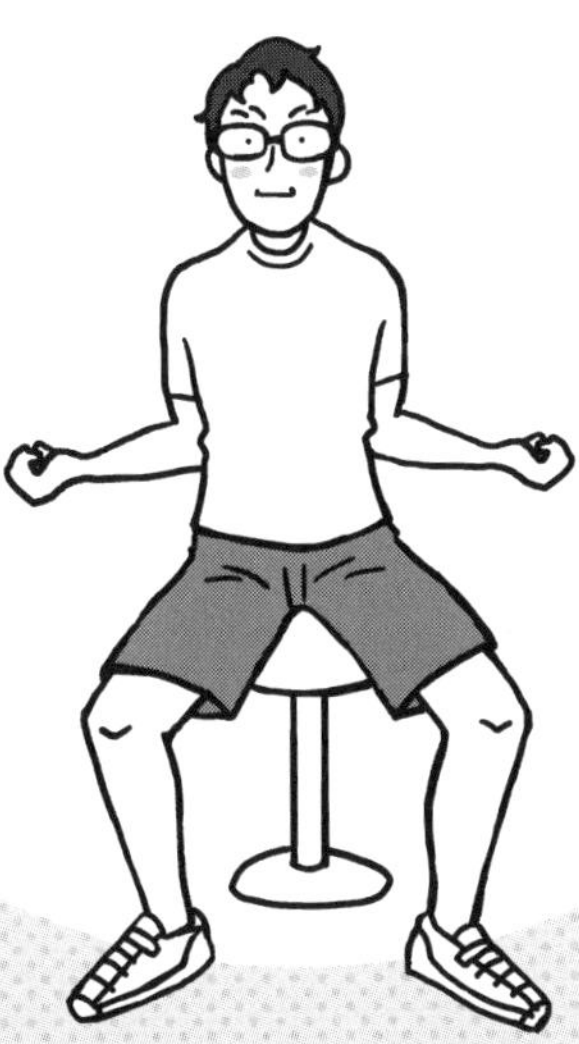

肩こりの正体は筋肉の緊張 さらに血流が悪くなることで悪化する

◉痛みを感じる場所で症状を見分けられる

肩の治療は痛みの原因を探ることからスタートしますが、**その多くは肩こり・五十肩・腱板断裂《けんばんだんれつ》のいずれかに該当**します。さらに痛む場所によって、「五十肩・腱板断裂」と「肩こり」の2タイプに分けることもできます。

それをひと目でわかるようにしたものが左のイラストです。

肩関節はおよそ**鎖骨の先端から外側（肩寄り）の領域**で、ここが痛むときは、五十肩・腱板断裂の可能性が高いと考えられます。

一方、**鎖骨の先端よりも内側（背骨寄り）に痛みがある**場合は、肩こりの可能性がきわめて高くなります。

序章で行ったセルフチェックの結果と、この見分け方を参考にして、自分の肩痛は「肩こり・五十肩・腱板断裂」のどれなのかを把握しましょう。

その上で、それぞれの症状について次ページよりご説明していきます。

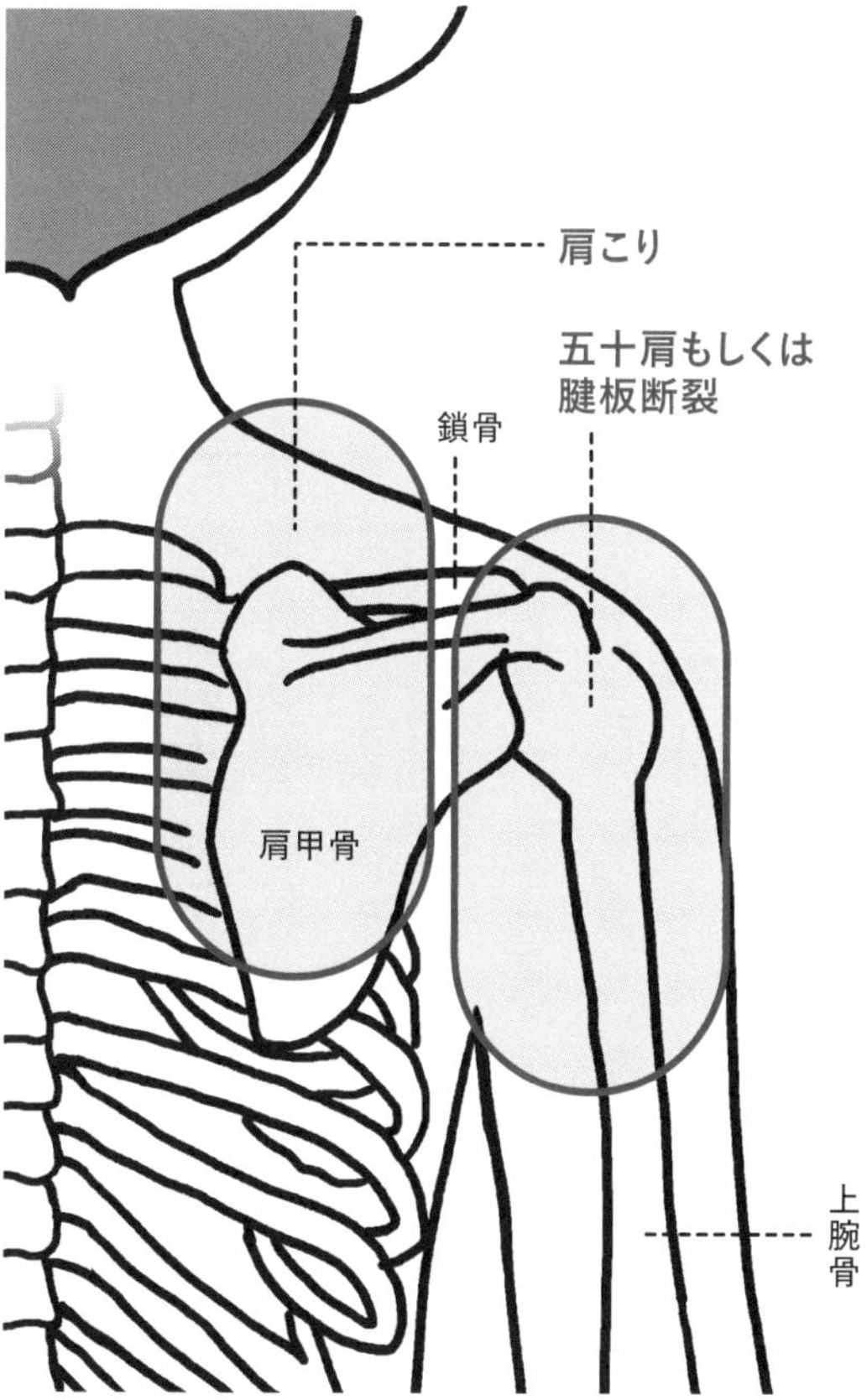

痛みが出る場所の違い

鎖骨の先端から外側に痛みがある場合は五十肩もしくは腱板断裂の可能性が高く、鎖骨の先端よりも内側に痛みがある場合は肩こりの可能性が高いと考えましょう。

◉肩まわりの筋肉の緊張が肩こりの原因

まずは肩痛の中で、もっとも多くの人がお悩みの肩こりについてご説明します。肩こりのつらさをご経験の方はよくわかると思いますが、言葉にするのがなかなか難しい痛みですよね。「張っている」「重苦しい」「だるい」「肩におもりが載っているみたい」などなど、患者さんが口にする言葉もさまざまです。

また、肩こりの場合、**首や肩を動かしたときに痛みを感じる人**もいれば、逆に**首や肩をしばらく動かさずに同じ姿勢でいると痛みが増す**という人もいます。

このような肩こりの痛みは、のちほど説明する五十肩や腱板断裂の痛みとは性質がかなり異なります。その理由は、**肩こりのほとんどが「肩まわりの筋肉の緊張」が原因**だからです。この筋肉の緊張が「こっている」という感覚の正体です。

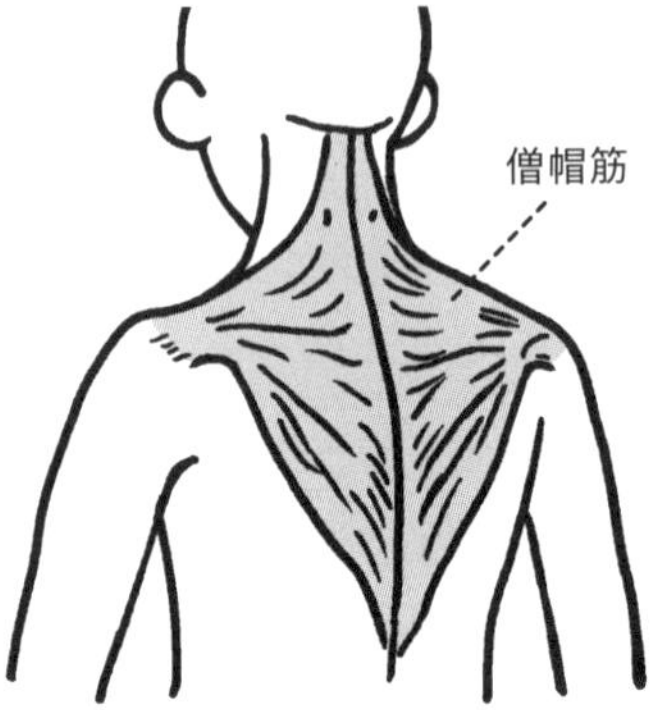

肩こりの人を調べた研究では、**僧帽筋《そうぼうきん》が通常よりも硬くなっていること**が報告されています(1)。僧帽筋とは右のイラストのように背中・首から肩にかけて伸びている大きな筋肉です。まさに「肩がこった」というとき、皆さんが痛みを感じるゾーンにある筋肉ですよね。

さらに別の研究では、肩こりがある側の僧帽筋（右肩にこりがあるなら、右側の僧帽筋）の**血流が悪くなっていること**も報告されています(2)。つまり、僧帽筋が緊張して肩こりが発症すると、僧帽筋の血流がどんどん悪くなり、筋肉もさらに硬くなって、こりが悪化するという悪循環に陥りやすいのです。

肩こりについて、２０１０年に報告された群馬県の調査(3)によると、肩こりがある人は**28～39歳にもっとも多く73・3％**。そこから年齢が上がるにつれて、肩こりがある人の割合が少しずつ減っていきます。しかし、**80代以降でも38・1％**と決して少なくありません。20代後半～30代に多く、高齢者にも少なくない。まさに肩こりが国民病といわれる理由です。

では、肩こりが20代後半〜30代にもっとも多いのはなぜなのでしょうか?

一般に、多くの病気は年齢が高くなると、その発症率も高くなります。

それは老化(加齢性の変化)が関係しているからで、歳を重ねると身体が変化してくるのも当然です。肩痛でいえば、もっとも老化(加齢性の変化)の影響を受けるのが腱板断裂で、少し影響を受けるのが五十肩、もっとも影響が小さいのが肩こりといえるかもしれません。

それに対して、**肩こりの発症に大きく関係してくるのがストレス**です。なぜなら、ストレスは筋肉を緊張させる原因の1つだからです。

総務省の労働力調査では、就業時間の平均を年代別に示しています。それによると、女性は20〜30代がもっとも長時間労働の割合が多く、男性は30〜40代が多いことが示されています。この**就業時間の長さが、一般的にストレスを増やす要因の1つ**と考えられています。

20代後半〜30代に肩こりが多いのは、この「**ストレス=筋肉の緊張を生む労働環境**」が大きな要因になっているのです。

肩こりを放置しておくと五十肩や腱板断裂にもつながってしまう

1章でお伝えしたとおり、肩こりは症状がある人の割合（有訴者率）が女性で1位、男性でも2位という国民病です。このように肩こりの有訴者率が高い理由には、「張っている感じ」「重い感じ」「だるい感じ」といった比較的軽い症状が中心なので、**痛みがあっても放置してしまう人が多い**ということがあります。実際、「肩こりくらい我慢しよう」という考えをお持ちの方が多いですよね。

しかし、**肩こりがある人は肩こりがない人に比べてQOL《キューオーエル》が低い**というデータ(1)があります。QOLとは「Quality of Life」の略で、直訳すると「生活の質」になります。これは、その人がどれだけ健康的で、満足した生活を送れているかを表したものです。たとえば、身体が元気で好きなことができて、家族や友達と楽しく過ごせる状態はQOLが高いといえます。反対に、病気でつらかったり、人間関係などに悩みが多かったりするとQOLは低くなります。

生活の質を高くしたいならば、肩こりを放置すべきではないのです。

そして、**肩こりはほかの部位の痛みにもつながります**。たとえば先ほどの研究(1)では、「肩こりがない人」の中で「腰痛がある人」の割合を調べたところ30・7％でしたが、次に「肩こりがある人」を対象にしたところ「腰痛がある人」の割合が44・4％と高くなることがわかりました。

また、「肩こりがない人」の中で五十肩や腱板断裂などによる「肩関節の痛みがある人」の割合は22・2％でしたが、「肩こりがある人」を対象にしたところ「肩関節の痛みがある人」の割合が40・7％と、2倍近くになることが報告されています。

このデータからいえることは、**肩こりを放置すると腰痛などほかの部位に悪影響をおよぼすだけではなく、五十肩や腱板断裂にもつながってしまう**ということです。肩こりがあるということは肩甲骨まわりの筋肉が緊張しています。そのため肩甲骨の動きが悪くなり、肩関節が安定しません。その状態で肩や腕を使うと、肩関節や腱板に負担がかかり、五十肩や腱板断裂につながってしまうのです。

薬の使用は一時しのぎ。1分肩トレで根本的な肩こりの改善を！

肩こりに対する治療は、**消炎鎮痛剤《しょうえんちんつうざい》の飲み薬を使うのが一般的**です。そのときロキソプロフェンやセレコキシブなどの薬剤を使います。これらはいわゆる痛み止めの代表です。

しかし、消炎鎮痛剤は胃を荒らしたり（胃炎・胃潰瘍《いかいよう》など）、腎臓《じんぞう》に負担がかかったりするため、長期間、飲み続けるのが難しい薬になります。

肩こりは一般的に慢性的な症状であることも多いので、症状がある間ずっと消炎鎮痛剤を飲むという使い方はおすすめできません。夜眠れないなど、**生活や仕事に支障をきたす場合に限り飲むというような限定的な使用**をおすすめします。

飲み薬に対して副作用が少ないのが湿布や塗り薬などの外用剤です。外用剤は皮膚を通じて薬剤を浸透させる薬ですから、深部の筋肉までは届きにくいという特徴があります。　しかし、肩こりの場合は僧帽筋など表層の筋肉が中心なので、外用剤の効果が届きやすいと考えられます。そのため「肩こり・五十肩・腱板断裂」のうち、もっとも外用剤が推奨されるのは肩こりと考えています。

いずれにしても薬で一時しのぎをするより、根本的な改善を目指したいですね。そこで、**筋肉の緊張をほぐすマッサージ**を受ける人が多いと思います。もちろん症状が軽くなるのであれば選択肢の1つですが、マッサージの効果は長く続かないため、根本的な改善かというと疑問も残ります。

なぜならマッサージは筋肉を外から揉むことで一時的に血流を改善させて、肩こりをやわらげるものだからです。そもそも筋肉は自らの力で縮むこと（筋収縮といいます）で身体を動かすものです。

したがって、根本的な改善を目指すのであれば、**筋収縮をともなった運動（体操）を行い、筋肉のコンディションや姿勢を改善していくこと**が大切です。その結果、筋肉の余計な緊張がゆるんで症状が軽減してくると考えてください。

同じようにストレッチも肩痛の根本的な改善にはつながらないと考えています。ストレッチは筋肉を伸ばす体操をいいますが、わかりやすい例が立位体前屈《りついたいぜんくつ》です。子どもの頃、体力テストなどで行う、立って膝《ひざ》を伸ばしたまま腰を曲げて手を床につける動きですね。この立位体前屈が硬い人のほとんどは、太ももの裏側にあるハムストリングスという筋肉が縮まっているのが原因です。ですから、ストレッチでハムストリングスを伸ばしていくわけです。

それに対して、肩こりの場合はストレッチをしないと改善しないくらい筋肉が縮まっている人はめったにいません。たとえ猫背や巻き肩で肩こりがひどくても、胸を張れないぐらい筋肉が縮まっているわけではないのです。

そう考えると、マッサージやストレッチよりも、3章で紹介する「うちわあおぎ」などの肩こりに効く1分肩トレを行うことや、4章で紹介する筋肉ができるだけ緊張しないような生活を送ることが根本的な改善につながるのです。

「五十肩は症状が軽い」は大間違い！痛くて硬い原因と正体

◉五十肩は肩痛の中でもっとも強い症状が出る

次に五十肩（四十肩）についてご説明します。「三十肩」「六十肩」といった言葉がないように、この五十肩は**40～50代の人に圧倒的に多く、発症のピークは56歳**という報告(4)があります。

また、五十肩に対して「**痛くても放っておけば治る**」「**たいしたことない病気**」、あるいは「**病気ですらない**」という認識をお持ちの人が少なくありません。

しかし、いざ五十肩になってみると「イメージしていたこととは全然違う」と驚かれる人も多いようです。じつは五十肩が重症化すると、腕がまったく上がらない、手が背中に回らない、夜間痛で夜も眠れない、ちょっと肩を動かすだけで激痛が走る…

…といったつらい状態に陥ってしまうのです。

私の外来を受診した患者さんの中には、五十肩との診断を聞き「そんなはずはない」とおっしゃる人もいます。**「五十肩（の症状）は軽いものだ」という思い込み**があり、まさか自分の痛みの正体が五十肩であるとは信じられないのです。なぜ、「五十肩は軽い」と認識されている人が多いのかわかりませんが、本書をとおして**「肩痛の中で、五十肩がもっとも強い症状が出る」**ということをしっかり理解してください。

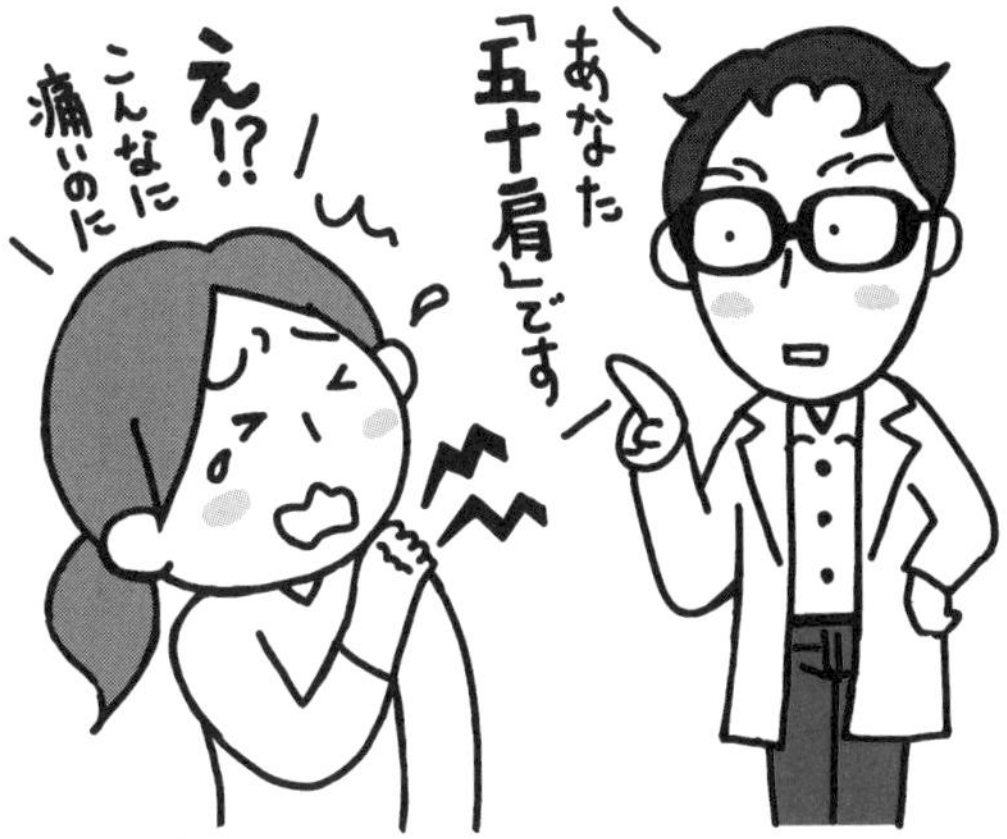

◉五十肩には肩関節《かたかんせつ》周囲《しゅうい》炎《えん》と凍結《とうけつ》肩《がた》がある

肩こりの原因が筋肉の緊張であるのに対して、五十肩は肩の中で何が起こって痛みが出るのでしょうか？　それを説明するにあたって、まずは五十肩に関する2つの病名を知っておきましょう。1つめは軽症の場合に用いられる「**肩関節周囲炎**」で、もう1つは重症の場合に用いられる「**凍結肩**」です。

まず肩関節周囲炎は、その名のとおり**肩関節のまわりに炎症が起こった状態**です。肩関節のまわりには腱板《けんばん》疎部《そぶ》や上腕《じょうわん》二《に》頭筋長頭腱《とうきんちょうとうけん》、肩峰《けんぽう》下《か》滑液包《かつえきほう》などがありますが、ここではそれらの名前を覚える必要はありません。それらのいずれかに炎症があると考えてください。

そして、肩関節周囲炎の場合、炎症が起きている部位に負担がかかると痛みが出ますが、それ以外では痛くないことが多いといえます。

一方、重症の場合に用いられる凍結肩は、肩関節周囲炎とは異なり日本では保険病名として認められていません。凍結肩は文字どおり、凍ったかのように肩が動かなくなることを意味していて、その原因は肩関節を包んでいる関節包《かんせつほう》と呼ばれる膜が硬くなることにあります。

関節包はもともと薄くてやわらかい膜ですが、炎症が起こるとどんどん厚くなり、まわりと癒着《ゆちゃく》していきます。すると関節包が硬くなってしまうのです。

この変化を専門的には「**癒着性肩関節包炎**《ゆちゃくせいかたかんせつほうえん》」と呼びます。さらに病名が増えたところで再度整理すると、軽症の五十肩が肩関節周囲炎、重症の五十肩が凍結肩もしくは癒着性肩関節包炎となります。

また、関節包は肩関節だけではなく、あらゆる関節に存在しますが、肘《ひじ》や膝《ひざ》には「凍結肘」「五十膝」といった病気は存在しません。

人体の不思議といってしまえばそれまでですが、その答えは1章で説明した「肩は高機能かつデリケートな関節」にあると考えています。また、1章では肩が脱臼しないようにインナーマッスルが守っているとご説明しましたが、その**インナーマッスルとともに肩を脱臼から守っているのが肩の関節包**なのです。つまり、ほかの部位の関節包よりも常日頃からがんばってくれているのです。

若い頃からがんばってきた肩の関節包が40〜50代をむかえ、「もう肩をそんなに動かさないでくれ」とばかりに分厚くなり、必要以上に肩が動かないよう硬くなっていく。五十肩について、私はそのような仮説を立てています。

日々の適切なケアと体操を行うことで五十肩の改善を試みる

五十肩が重症化（凍結肩化）すると、痛みが強くて夜も眠れなくなり、肩が硬くて動かないこともあります。肩が硬いというのは可動域が狭いということで、腕を上げようにも半分くらいで止まってしまい、背中にも手が回りません。これでは我慢するどころの話ではなく、日常生活や仕事にも支障をきたしてしまいます。

2019年の研究(5)では、**五十肩の人の77％に気持ちの落ち込み（抑うつ症状）が見られた**と報告されており、それだけつらいのが五十肩だといえます。また、五十肩の発症から**2年以上経過した患者さんの60％に、肩の可動域制限（硬さ）が残っている**という研究(6)も報告されています。ですから、五十肩になってしまったら、できるだけ早く適切なケアを試みることが大切です。放っておいた結果、重症化してしまったり、五十肩だと思い込んでいたら、じつは腱板断裂だったという場合は、手術が必要になることもあります。

肩こりの説明の中で、消炎鎮痛剤は一時しのぎのものだとお伝えしましたが（p53）、五十肩においては「**肩関節周囲炎**」「**癒着性肩関節包炎**（**凍結肩**）」という病名が示すとおり、肩に炎症が起こっています。ですから、**消炎鎮痛剤を内服するのは一時しのぎだけではない**という捉え方もできます。とくに重症の五十肩となれば激痛があったり、夜も眠れないことがあります。この場合は急性炎症が起こっていると考え、消炎鎮痛剤の使用をためらう必要はありません(7)。

薬物治療では、第一に飲み薬（消炎鎮痛剤）の使用を考えますが、激痛がある場合は飲み薬だけでは太刀打ちできないこともあります。そこで、**強い消炎効果を持つステロイドという薬を肩に注射する**ケースもあります。ただし、飲み薬や注射は炎症や痛みには効果的ですが、**硬くなってしまった肩を改善することはできません**。

そこで物理的に動かしていくことが必要になります。**それが「うちわあおぎ」などの1分肩トレ**です。ほかにも五十肩が重症化しないよう日常生活の中で注意してほしいことがあります。ぜひ3章以降をお読みいただき、実践してください。

腱板断裂は腕をひねったり遠くに伸ばしたときに痛みが走る

◉腱板断裂の症状は凍結肩より軽い場合が多い

腱板断裂は「**腱板損傷**《けんばんそんしょう》」ともいい、医師の間でもその使い方がバラバラで、軽症の場合を腱板損傷、重症を腱板断裂と区別している医師もいますが、本書では「腱板断裂」で統一します。

腱板断裂という病名を見ると、「どれだけ重症なんだろう」「とても痛そうだ」と想像される人も多いのではないでしょうか。

しかし、先にお伝えしておくと、**重症の五十肩のほうが症状としては重い場合が多**く、「腱板断裂」という病名から連想されるイメージとはやや異なります。

腱板断裂の多くは、60歳以降に**腱板が徐々に弱ってきて、傷んで切れてしまうもの**

です。それは、**いつ切れたか自分ではわからないほど**で、激痛もなく、腕もある程度は上がることが多いといえます。

ただし、転倒して肩を強打したり、肩を脱臼したことによって腱板が突然ブチッと切れてしまうことも稀《まれ》にあります。

その場合は、激痛を感じたり、腕がまったく上がらなくなったりします。

◉腕をひねる・伸ばす動きで痛む

そんな腱板断裂の痛みの特徴は、腱板の英語名を見ればわかります。腱板は英語で「rotator cuff（ローテーターカフ）」といい、日本語に訳すと「回旋腱板《かいせんけんばん》」となります。その意味は「肩関節で腕を回旋させるための筋肉のスジ」を表します。

つまり、腱板断裂になると、**腕をひねった（回旋した）ときに痛みを感じる**ことが多いのです。わかりやすい例としては、ドアノブを回すときに腕を軽くひねっただけで肩に痛みが走る状態です。

また、腱板断裂の人は、**腕を遠くに伸ばそうとしたとき、肩に痛みが走る**ことがよくあります。たとえば、車の窓から腕を伸ばして駐車券を取ろうとしたときなどです。この動作を専門的には「リーチ動作」といいます。

1章でお伝えしたとおり、**腱板は脱臼から肩を守る役目**も果たしています。それゆえ、腕を遠くに伸ばしたとき、肩が外れないよう腱板ががんばりすぎてしまうために痛みが生じるのです。

重症の五十肩でもそうでしたが、腱板断裂も夜間痛で眠れないほどの痛みが出ることがあります。この**眠れないほど夜間痛がつらいというのが、手術を考えるべき1つの目安**といわれています。

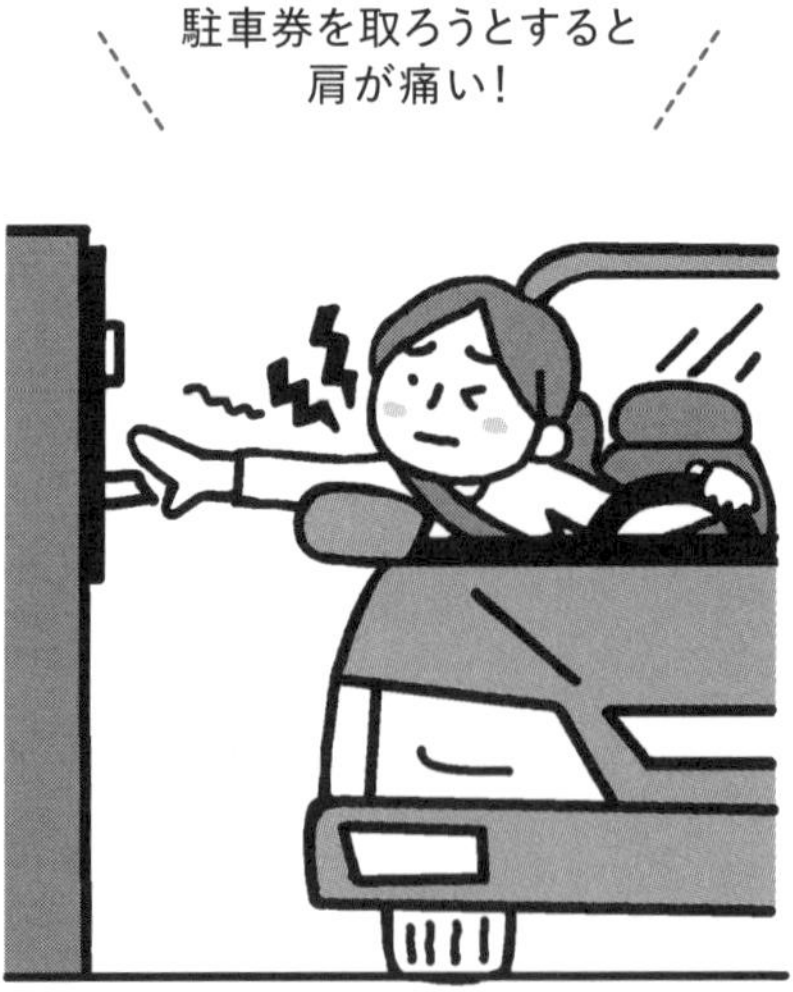
駐車券を取ろうとすると
肩が痛い!

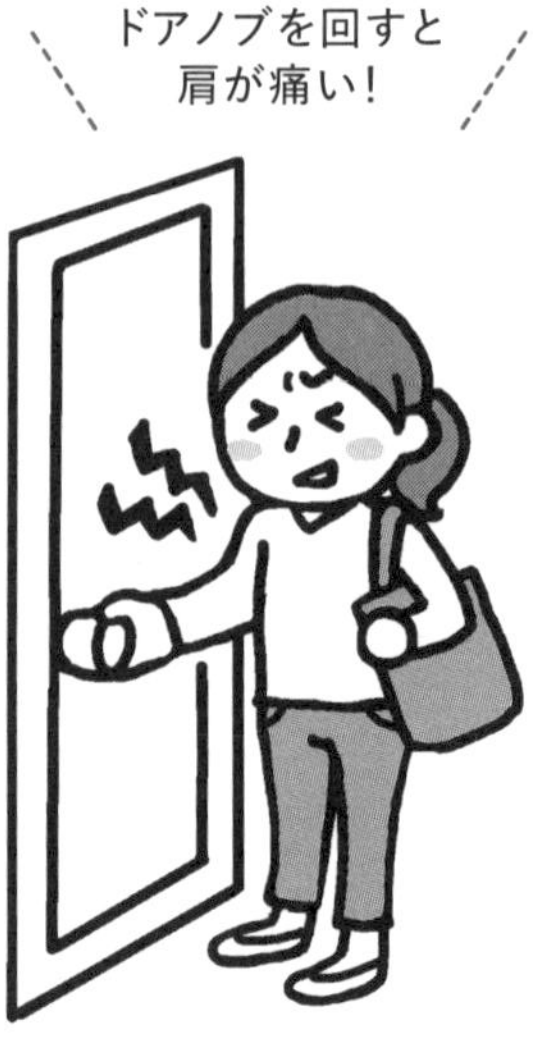
ドアノブを回すと
肩が痛い!

腱板はインナーマッスルが集まったスジで骨から剝《は》がれるように断裂する

1章でもお伝えしましたが、腱板断裂にはなじみのない人が多いと思いますので、あらためて丁寧《ていねい》にご説明します。

まずは腱板についてのおさらいです。脱臼しやすいデリケートな構造を持つ肩関節を守っているのが肩のインナーマッスルでした。

その**インナーマッスルの先端にあり、肩関節とつながっているスジが腱板**です。この腱板が断裂（損傷）してしまうと腱板断裂になります。

この**腱板断裂と似たものにアキレス腱断裂**があります。ふくらはぎにある筋肉（下腿三頭筋《かたいさんとうきん》）の先端にあるスジのことをアキレス腱といいますが、それが断裂した状態をアキレス腱断裂といいます。

ただし、アキレス腱断裂と腱板断裂では異なる点があります。

自分のアキレス腱に触れていただければわかると思いますが、細くて硬いスジですよね。筋肉の先端にあるスジは腱と呼ばれ、その多くは**骨にくっつく手前で細く硬くなっています**。それに対して、肩の腱板はアキレス腱のように細くありません。

なぜなら、肩にある**4つのインナーマッスルが集まって幅広いスジになっているか**らです。板のように幅広いスジということで腱板と呼ばれています。

この細い腱か幅広い腱板かによって断裂の仕方が変わるのです。**アキレス腱断裂の多くは、腱自体がブチッと完全に切れて2つに分かれてしまいます**。皆さんがイメー

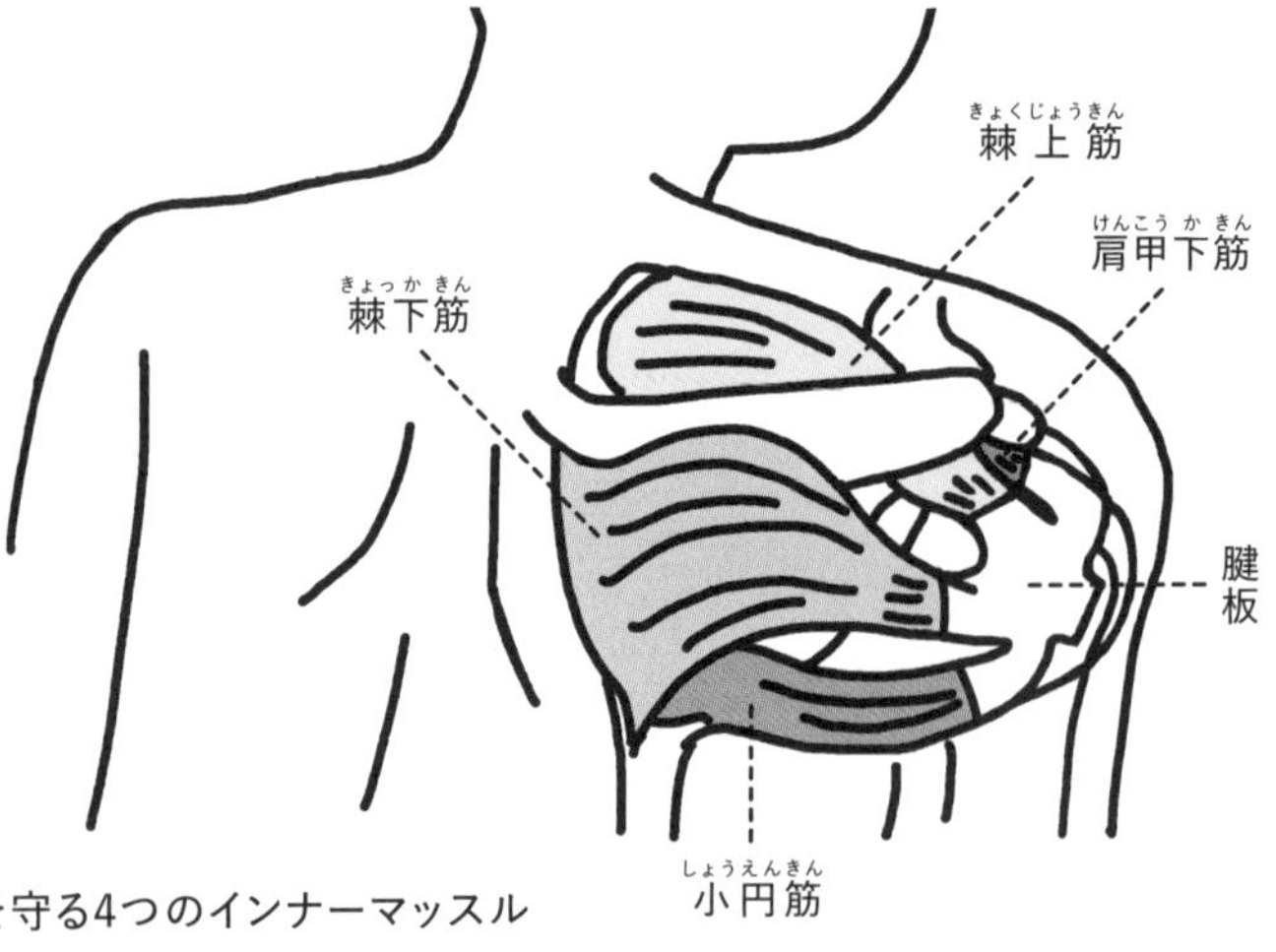

肩を守る4つのインナーマッスル

ジする断裂ですね。一方、腱板断裂の場合は腱板の一部が骨から剥がれ、穴が空くように断裂していきます。その腱板の穴が貫通せず、一部でも骨にくっついていれば部分断裂といい、穴が貫通してしまうと完全断裂といいます。

つまり、完全断裂といってもアキレス腱のように腱板自体が2つに断裂するのではなく、上から見て**腱板に穴が空いたような状態**になるのです。

この腱板はレントゲンには写りません。なぜならレントゲンに写るのは骨で、筋肉や腱などの軟部組織と呼ばれる構造は写らないからです。

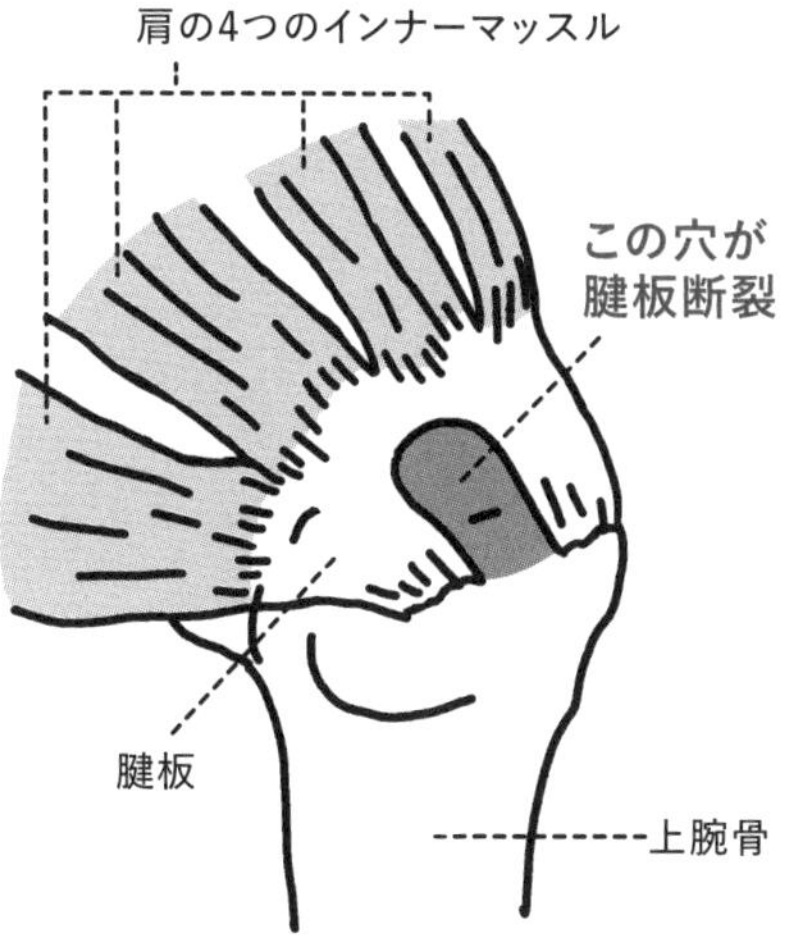
肩の4つのインナーマッスル
この穴が
腱板断裂
腱板
上腕骨

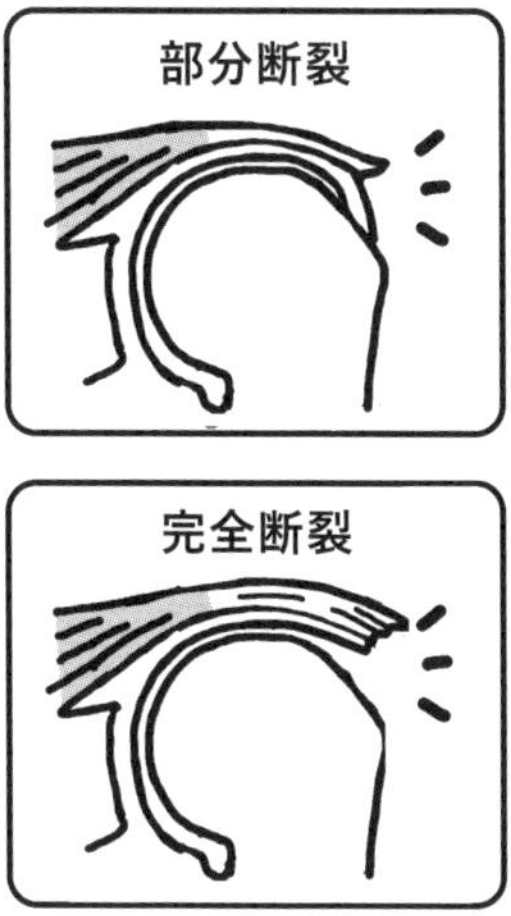
部分断裂
完全断裂

上の2つの図は、肩を横から見た断面図です。

痛みがおさまったとしても腱板断裂が治ったわけではない

もともと傷めていなかった腱板が、転倒などによって強い衝撃が加わった結果、断裂（損傷）し穴が空いてしまったとします。傷めた瞬間やその後しばらくは腕が上がらないくらい、かなり痛いはずです。

しかし、**時間が経つと腱板に穴が空いたままであるにもかかわらず、強い痛みは引いていきます。**

どんな怪我でも、最初は大急ぎで修復しようと身体は強い炎症を起こします。その炎症が、強い痛みの原因です。その後、強い衝撃によって断裂（損傷）した腱板の炎症は徐々に落ち着いていきます。その結果、断裂自体が治っていないにもかかわらず炎症が治まったため、痛みがないという人が一定数いるのです。

反対に、**夜間痛や腕が上がらないくらいの痛みが続いてしまう人**もいます。とくに仕事や日常生活、趣味において肩や腕をよく使う人は痛みが続きやすいといわれています。その痛みが続く理由は、**腱板断裂がほとんど自然治癒《ちゆ》しない**ものだからです。

２０１１年の研究(8)では、手術をしなかった腱板断裂の患者さんを平均２・５年経過観察しています。その結果、断裂サイズ（穴のサイズ）が小さくなっていたのは、わずか８％であったと報告されています。腱の断裂が完全修復するには、まず断裂が小さくなっていく過程が必要です。急には修復しません。

しかし、その「断裂が小さくなる」という過程に至るのが、そもそも８％しかないという事実は、自然治癒の難しさを物語っています。

自然治癒しないということは、**腱板に穴が空いたまま**ということです。

腱板断裂は、腱板の一部が骨から剝がれて小さな穴に至るわけですから、その穴が空いた場所によって痛みが出やすい動きや力を入れにくい動きが変わってきます。

ですから、**ＭＲＩなどの画像検査としっかりとした医師の診断を受けることが大切**です。最近では超音波検査の精度も上がっています。

痛みが弱まったときこそ注意が必要。放置すると腱板の穴は広がっていく

◉腱板断裂の重症度は穴の大きさで分類される

先ほどお伝えしたとおり、腱板断裂が治っていないにもかかわらず痛みがない人が一定数います。そうなると「自分は治った！」と勘違いして放置してしまう人もいます。また、「痛くなくなったのなら治療は不要ですね。痛くなったらまた来てください」と医師が放置を推奨することも……。

腱板断裂は、軽症から重症へ向かうにしたがい「①**部分断裂**→②**小断裂**→③**中断裂**→④**大断裂**→⑤**広範囲断裂**」という順で分類されています。その中で、②小断裂から⑤広範囲断裂までを完全断裂といいます。

①の部分断裂は、骨にくっついているところの腱板の一部が剥がれているものの、

腱板の穴は貫通していない状態です。
それに対して、②の小断裂から⑤の広範囲断裂は腱板の穴が貫通している状態です。この貫通した穴の大きさで重症度は分類され、断裂の穴が「直径10㎜未満を小断裂」「直径10～30㎜を中断裂」「直径30～50㎜を大断裂」「直径50㎜以上を広範囲断裂」と呼んでいます。

また、2017年の研究(9)では、**1年で平均3・8㎜も断裂の穴が拡大した**と報告されています。ということは、たとえば最初の診察で10㎜未満という小さめの断裂（小断裂）が見つかったのに、それを放置

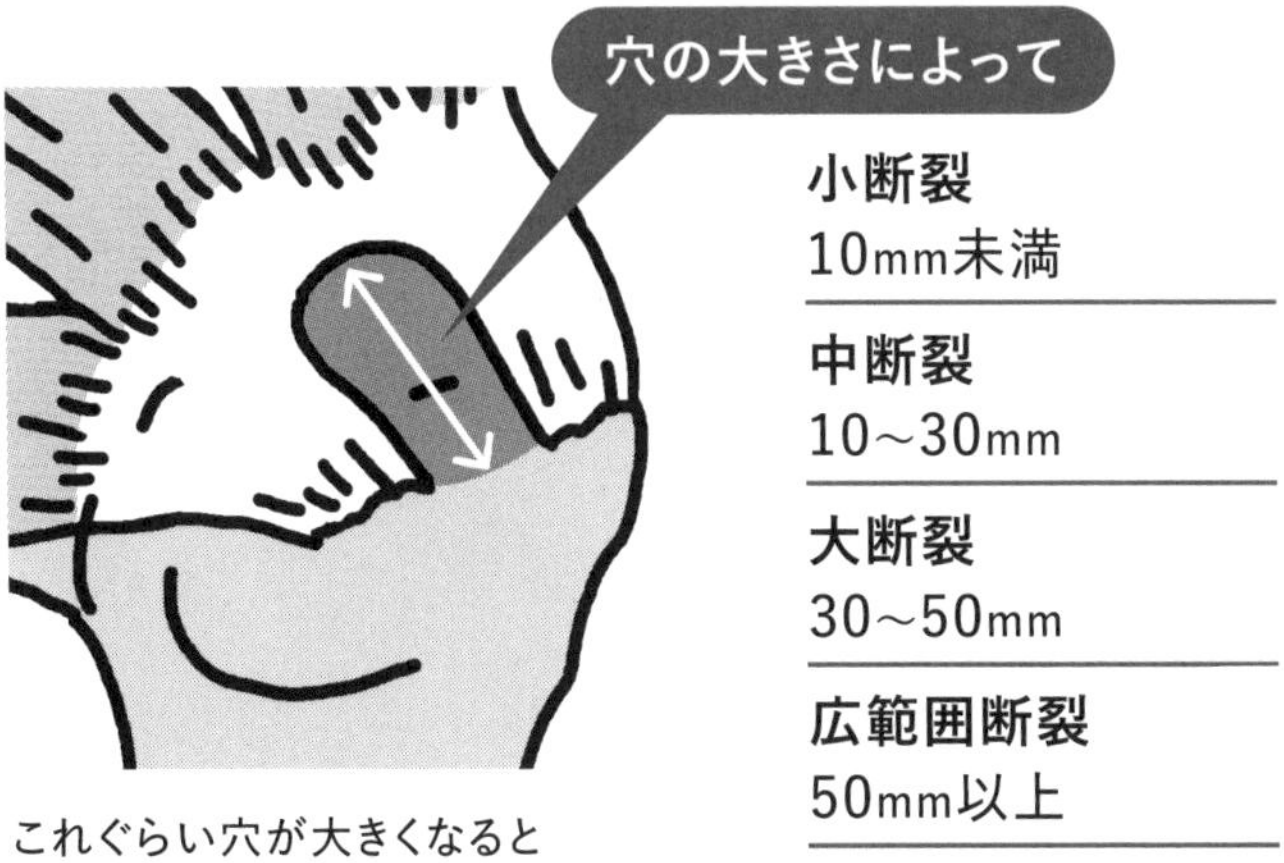
穴の大きさによって
小断裂
10mm未満
中断裂
10～30mm
大断裂
30～50mm
広範囲断裂
50mm以上
これぐらい穴が大きくなると
中断裂以上になります

してしまうと1年で3・8㎜拡大し、人によっては約5年で大断裂くらいまで拡大してしまうかもしれないのです。

腱板断裂はそのほとんどが自然治癒しないどころか、その穴が少しずつ大きくなっていく厄介な病気なのです。

◉穴が大きすぎるとインナーマッスルが働かない

私は、腱板断裂の痛みが弱まった患者さんに対して「痛みが弱まったのは、身体が治そうとするのを諦めた状態ととらえてください。つまり、あなたの腱板断裂は治っていません。それどころか、ゆっくりですが穴が広がっていくので、次に痛くなったときは穴が大きくなっていることもあります」と説明しています。

「治そうとするのを諦めた状態」というのは、**腱板断裂自体が治っていないのに、治すための炎症反応が落ち着いてしまった状態**のことです。

大断裂や広範囲断裂のように断裂の穴が大きくなると、力が入らず腕がまったく上がらない人もいます。これは、**炎症が原因というより、穴が大きすぎてインナーマッ**

スルが働かず、腕をうまく上げられないという状態です。

腱板断裂の穴が大きいということは、インナーマッスルの肩関節にくっついている部分が少ないということです。これではインナーマッスルも働きようがないといえます。この状態は神経麻痺《しんけいまひ》が起こってしまったかのように見えるので、「**偽性麻痺《ぎせいまひ》**」ともいわれています。

実際、広範囲断裂の症状の1つである「肩甲下筋腱《けんこうかきんけん》と棘上筋腱《きょくじょうきんけん》の2本分が完全に断裂したケース」は、80％の患者さんが偽性麻痺に至っていたと報告されています⑽。

このように、厄介な病気である腱板断裂ですが、しっかりとした治療法があります。

そこで、次のページでは腱板断裂の治療についてご説明します。

腱板断裂と診断されたらまずはセルフケアにしっかり取り組む

腱板断裂は、アキレス腱断裂のようにギプスで固定してもくっつきません。腱板を**元通りにするためには手術しかない**というのが現状です。しかし、腱板断裂と診断されたからといって、**全員に手術の必要があるかというとそうではありません。**

その理由の1つは、**腱板が断裂していても痛くない人が一定の割合でいるから**です。たとえば、肩の症状（痛み）がない50歳以上の411名を対象にした研究⑾では、23％の人に腱板断裂が見つかったと報告されています。

もう1つの理由は、**腱板断裂の手術が成功するとは限らない**ということです。これはどんな手術にも共通していることですが、とくに腱板断裂はせっかく修復した腱板が再断裂するというケースがあるのです。

このような理由から一般的には腱板断裂と診断されても、まずは**リハビリ（セルフ**

ケア）を行って、痛みが強いうちは鎮痛剤（飲み薬や注射）を使うことが推奨されます(12)。そして、**まだ穴が空いてない（断裂していない）部分のインナーマッスルを上手に使えるようにすること**で、肩の痛みを減らすことを目指します。

3章で紹介する1分肩トレ「うちわあおぎ」は、うちわをあおぐだけで肩関節の内《ない》旋《せん》・外旋《がいせん》運動ができるという、まさに「**回旋腱板」である肩のインナーマッスルを上手に使えるようになるためのセルフケア（体操）**です。これを続けることで、腱板断裂による症状（痛み）を軽減し、穴が拡大しないことを期待するものです。

繰り返しになりますが腱板の穴（断裂）を塞ぐ、つまり根本的に治すには、現状は手術しかありません。穴を塞ぐ手術は、穴が大きすぎない状態で可能となります。なぜなら、広範囲断裂のように穴が大きすぎると、手術では塞ぎきれなかったり、塞いでも手術後に再断裂してしまうこともあるからです。

大きくなった穴を放置しておくと、肩関節の軟骨がすり減ってしまい人工関節手術が必要になることさえあります。そういう意味でも、腱板断裂を放置して穴が広がってしまうのは避けたいですね。

ですから、私自身は将来的な肩の健康を考え、腱板断裂の患者さんに手術をご提案することも多くあります。

しかし、手術は怖いですよね。そういう方は手術以外の治療やセルフケア、とくに本書の1分肩トレなどで症状軽減を図りつつ、腱板断裂の状態がどう変化していくかを慎重に主治医に診てもらってください。

私の願いは人生100年時代、元気な腱板とインナーマッスルで、肩・腕を存分に使って、やりたいことをやっていただきたいということです。そのためにも3章以降で紹介する1分肩トレや正しい知識を活用してください。

第2章のまとめ

- 肩痛の9割以上は「肩こり・五十肩・腱板断裂」のいずれかに該当する。
- 肩こりのほとんどは、肩まわりの筋肉の緊張が原因。
- 肩こりの改善には筋肉の収縮をともなった体操を行うこと。
- 肩痛の中で、もっとも強い症状が出るのが五十肩。
- 五十肩は、肩関節まわりの炎症と肩関節を包む関節包が硬くなることが原因。
- 五十肩の改善には、硬くなった肩を動かす体操やトレーニングを行うこと。
- 腱板断裂は自然治癒しないどころか、放っておくと穴が拡大する厄介な病気。
- 腱板断裂の手術をしない場合は、リハビリ（セルフケア）が大切。

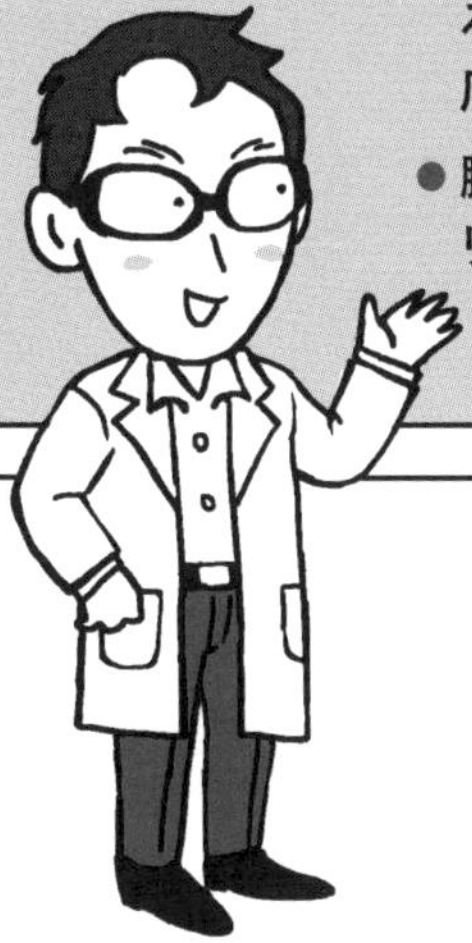

【 第2章の参考文献 】

p049 (1) 矢吹 省司「肩こりの病態一対照群との比較を中心に」.『臨床整形外科』. 2007
(051、052)

p049 (2) Larsson, R., Öberg, P. Å. & Larsson, S.-E. Changes of trapezius muscle blood flow and electromyography in chronic neck pain due to trapezius myalgia. Pain 79, 45–50 (1999)

p049 (3) 高澤英嗣, 山本敦史 & 大沢敏久.
「一般住民における肩こりの疫学」.『臨床整形外科 45, 821–825』(2010)

p056 (4) Reeves, B. The natural history of the frozen shoulder syndrome. Scand. J. Rheumatol. 4, 193–196 (1975)

p060 (5) Ebrahimzadeh, M. H., Moradi, A., Bidgoli, H. F. & Zarei, B. The relationship between depression or anxiety symptoms and objective and subjective symptoms of patients with frozen shoulder. Int. J. Prev. Med. 10, 38 (2019)

p060 (6) Shaffer, B., Tibone, J. E. & Kerlan, R. K. Frozen shoulder. A long-term follow-up. J. Bone Joint Surg. Am. 74, 738–746 (1992)

p061 (7) Pandey, V. & Madi, S. Clinical Guidelines in the Management of Frozen Shoulder: An Update! Indian J. Orthop. 55, 299–309 (2021)

p069 (8) Safran, O., Schroeder, J., Bloom, R., Weil, Y. & Milgrom, C. Natural history of nonoperatively treated symptomatic rotator cuff tears in patients 60 years old or younger. Am. J. Sports Med. 39, 710–714 (2011)

p071 (9) Yamamoto, N., Mineta, M., Kawakami, J., Sano, H. & Itoi, E. Risk Factors for Tear Progression in Symptomatic Rotator Cuff Tears: A Prospective Study of 174 Shoulders. Am. J. Sports Med. 45, 2524–2531 (2017)

p073 (10) Collin, P., Matsumura, N., Lädermann, A., Denard, P. J. & Walch, G. Relationship between massive chronic rotator cuff tear pattern and loss of active shoulder range of motion. J. Shoulder Elbow Surg. 23, 1195–1202 (2014)

p074 (11) Tempelhof, S., Rupp, S. & Seil, R. Age-related prevalence of rotator cuff tears in asymptomatic shoulders. J. Shoulder Elbow Surg. 8, 296–299 (1999)

p075 (12) Sambandam, S. N., Khanna, V., Gul, A. & Mounasamy, V. Rotator cuff tears: An evidence based approach. World J. Orthop. 6, 902–918 (2015)

第3章

肩の痛みを解消する「1分肩トレ」

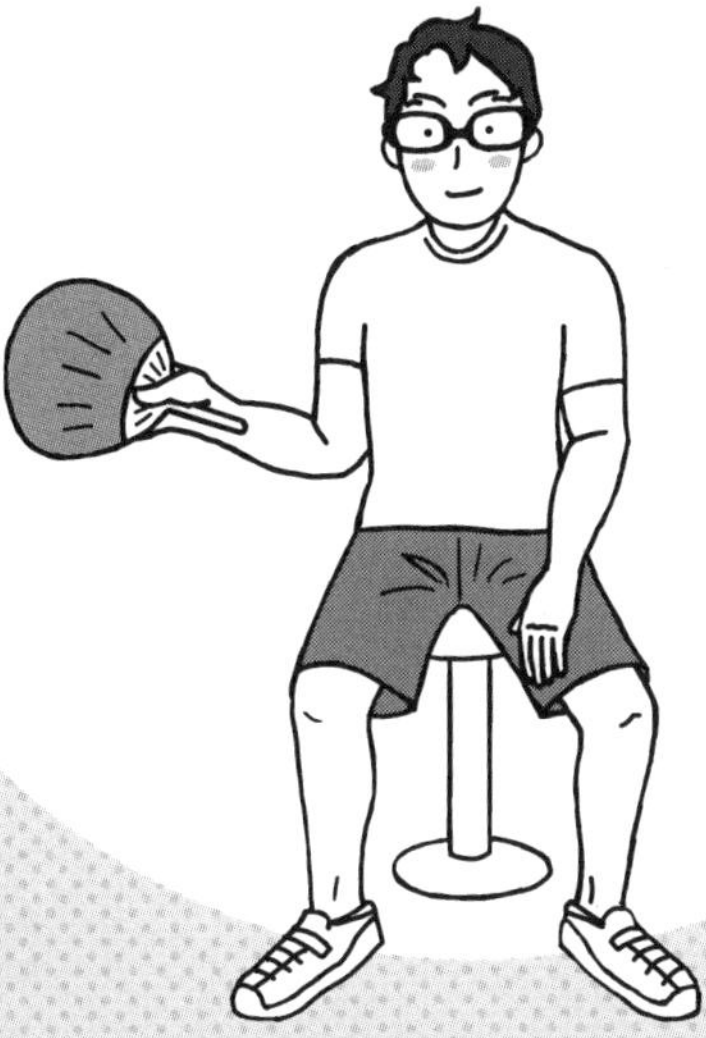

うちわであおぐだけ！「1分肩トレ」で肩痛を改善

◉あなたの肩を守るための1分肩トレ

ここまで、肩は可動域が広くかつ脱臼しやすいデリケートな関節であること、肩痛には肩こり・五十肩・腱板断裂《けんばんだんれつ》の3つの症状があることをご説明しました。逆にいうと肩こり・五十肩・腱板断裂を予防・改善して、肩の可動域を損なうことなく、肩のデリケートな部分を守っていくことが大切になります。

そのためには、肩甲骨を動かす肩甲骨周囲筋《けんこうこつしゅういきん》と、肩関節を守るインナーマッスル（深層筋《しんそうきん》）の状態を改善し、それらを上手に使えるようになることが必須です。

肩痛は20代後半から「肩こり→五十肩→腱板断裂」の順で好発年齢《こうはつねんれい》（起こりやすい年齢）をむかえ、腱板断裂にいたっては高齢になるほど増えていきます。

ですから、生涯にわたる肩のケアが必要なのです。

「生涯にわたる肩のケア」……そう考えたとき、無理なく続けられる簡単なセルフケア法があるといいなと思いました。

そこで考案したのが、この章で紹介する「**1分肩トレ**」です。**どれも1分でできる簡単な方法**なので、ぜひ試してみてください。

●うちわをあおぐだけで肩痛が改善する理由

それでは1分肩トレの狙いと、期待される効果についてご説明します。まず**いちばんにおすすめしたいのが「うちわあおぎ」**です。

本書では5つのあおぎ方を紹介しますが、どれも**肩甲骨周囲筋と肩のインナーマッスルへ簡単に刺激**が加えられます。

そうはいっても、「本当にうちわをあおぐだけで、肩の深い部分の筋肉に効果があるの？」と疑問を抱かれる方が多いかもしれません。そのお気持ちはわかります。トレーニングといえばダンベルやバーベルを上げ下げするような強い負荷で行うイメージですよね。それに対して、「うちわあおぎ」の負荷は空気抵抗のみですから……。

しかし、肩のインナーマッスルを鍛えたい場合は、**弱い負荷（抵抗）で行うのが正解**なのです。逆に強い負荷（抵抗）で行うと、アウターマッスル（表層筋《ひょうそうきん》）を鍛えるトレーニングになってしまいます。実際、筋電図を用いた研究(1)によると、抵抗（負荷）が大きくなるほどアウターマッスルの働きが大きくなってしまうことが示されています。

また、肩専門の整形外科医のあいだでは、**肩の筋肉はアウターマッスルに比べてインナーマッスルが弱いこと、インナーマッスルがうまく使えていないことが腱板を損傷する原因になり得る**との仮説が以前より立てられていました(2)。

そこで、できるだけアウターマッスルを使わず、インナーマッスルをいかに働かせるかに注目してトレーニングが研究されてきたのです。たとえばｐ88の「**基本のうち**

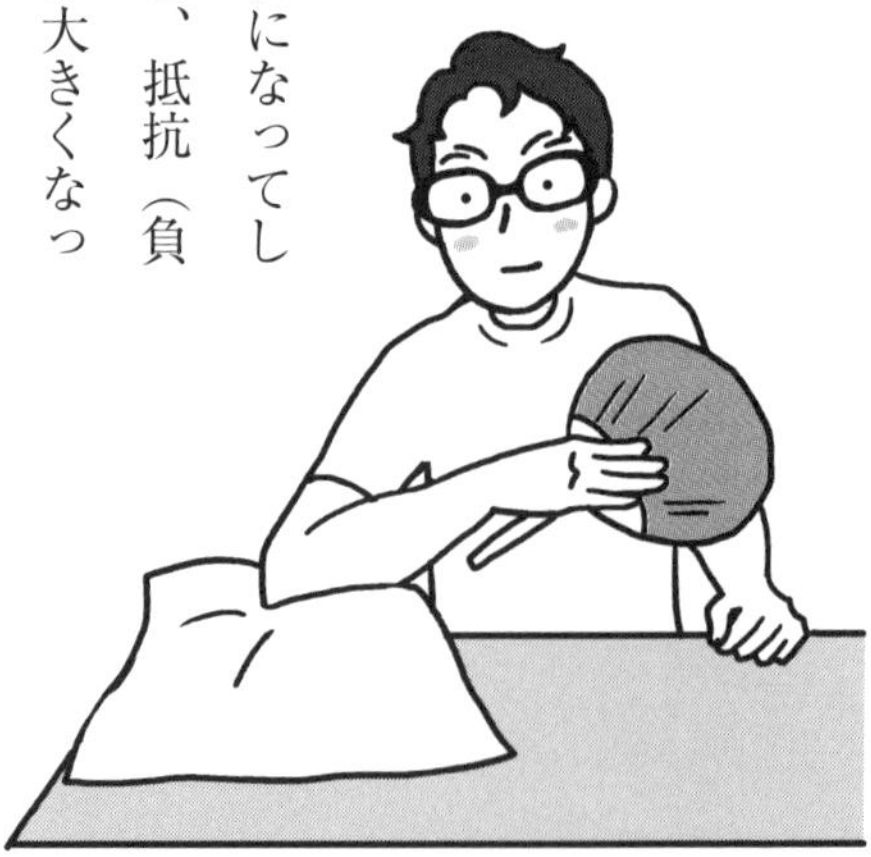

わあおぎ」は、肘《ひじ》を約90度に曲げて手首を使わずにうちわをあおぎます。すると肩関節を中心に腕が回旋運動《かいせんうんどう》します。この「回旋」がポイントです。

2004年の研究(3)では、「うちわあおぎ」のような回旋動作が肩のインナーマッスル全体に刺激を加えられることが示されています。また、別の研究(4)では回旋中に肩甲骨周囲筋も働いていることが明らかにされました。

以上のように「うちわあおぎ」によって、**肩のインナーマッスルと肩甲骨周囲筋に適度な刺激が加わる**のです。そして、その動きがとても簡単であるという点も、繰り返しになりますが大きなメリットです。

「うちわあおぎ」は負荷が弱い運動なので、はじめてすぐに効いたという実感（即効性）はないかもしれませんが、**続けることで効果が期待できる体操**なので、毎日続けることが大切です。

●症状別にアプローチ

この章では「うちわあおぎ」のほかにも、「肩こり・五十肩・腱板断裂」の症状別に痛み改善の効果が期待できる1分肩トレを紹介します。

2章では、肩こりには肩甲骨周囲筋が大事とご説明しましたが、「ではどうすればいいの？」と思われたことでしょう。

その答えは、**肩甲骨を安定させて大きく動かせるようになる**ことです。肩甲骨は肩の土台なので、ここが安定しないとインナーマッスルも上手に働きません。この視点で考案した1分肩トレがｐ98の「**肩甲骨スライド**」です。

重症化した五十肩を凍結肩《とうけつがた》といいますが、文字どおり凍結したかのように固まってしまった肩関節（関節包《かんせつほう》）を改善することが必要です。つまり、**肩関節（関節包）をやわらかくして、肩が大きく動くようにする**ことがポイントになります。

この視点で考案した1分肩トレがｐ１００の「**上方回旋スライド（肩こりにも有効）**」、ｐ１０２の「**あおむけバンザイ**」、ｐ１０４の「**机ふきストレッチ**」、ｐ１０６の「**ペットボトルでストレッチ**」です。

一方、腱板断裂については話が少し異なります。腱板に空いてしまった穴はトレーニングでは塞がりませんし、**穴を修復するには手術しかないこと**は2章でご説明したとおりです。ですが、一方で**腱板断裂の治療はまずリハビリ（セルフケア）から行うべき**といわれていることもお伝えしました。そのセルフケアの中でも、とくに安全性が高くリハビリ効果が期待できるものがｐ１０８の「**逆さ挙上《きょじょう》ストレッチ**」です。

◉痛みが出ない範囲で肩トレを行おう

次に1分肩トレを行う上でのポイントをお伝えします。

「うちわあおぎ」に使ううちわを除けば特別な器具は一切不要なので（**うちわがないときは、扇子《せんす》やクリアファイル、段ボールなど、軽くて手に持ってあおげるものでOKです**）、いつでも、どこでも、できるときに行ってください。

服装は肩を動かしやすいものであればＯＫです。そして、新聞を読みながらやってみたり、お風呂上がりに1分行うなど、日々の生活で行っていることとリンクさせることで容易に習慣化することができます。

とくに**お風呂上がりは全身の血流が増え、筋肉の緊張もほぐれているので、おすす**

めのタイミングです。逆に起床後など、血流が悪く筋肉がこっている状態で行ってもかまいません。なぜなら、1分肩トレを行うと肩まわりの血流が良くなり、筋肉をほぐすことにもつながるからです。ただし、**起床直後のように血流が悪いときは無理のない範囲で行う**ようにしてください。

最初はいずれかを選んで1日1回やってみましょう。

それで痛みが強くならなければ、行う種類を増やしてもいいですし、1日に何回やってもかまいません。1分肩トレはやればやるほど効果が期待できます。

そして、もっとも**大切なのは「痛みが出ない範囲」「痛みが増えない範囲」で行う**ということです。もちろん、あなたの主治医から「もう少し痛みを許容してがんばりましょう」、あるいは「今は運動を控えましょう」といわれた場合は、そちらを優先してください。

つまり、1分肩トレはたくさんやればやるほど効果が期待できますが、「痛みが新たに出る」「痛みが増す」のであれば、それはやりすぎと考えてください。

第3章のまとめ

- 肩のインナーマッスルを鍛えたいときは弱い負荷（抵抗）で行うのが正解。
- 「うちわあおぎ」で、肩のインナーマッスルと肩甲骨周囲筋に適度な刺激を加える。
- 1分肩トレを行うのに、とくにおすすめのタイミングは、お風呂上がり。
- 最初は1日1回を目標に1分肩トレを開始。
- 1分肩トレはやればやるほど効果はあるが、「痛みが出ない範囲」「痛みが増えない範囲」で行うことが大切。
- 続けることが大切。

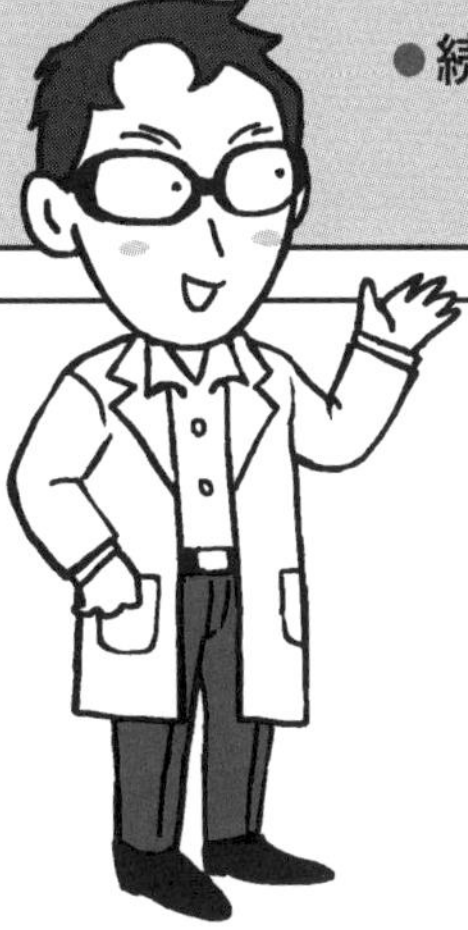

肩痛改善！
うちわあおぎ
1

基本のうちわあおぎ

うちわをあおぐことで生まれる風の抵抗（軽い負荷）を利用した、基本の肩トレです。これによって肩のインナーマッスルと肩《けん》甲《こう》骨《こつ》周《しゅう》囲《い》筋《きん》に適度な刺激を与えることができます。

1

手首を固定して、肘《ひじ》から先を床と平行に振るイメージでうちわをあおぎます。力を抜いてリラックスして行いましょう。

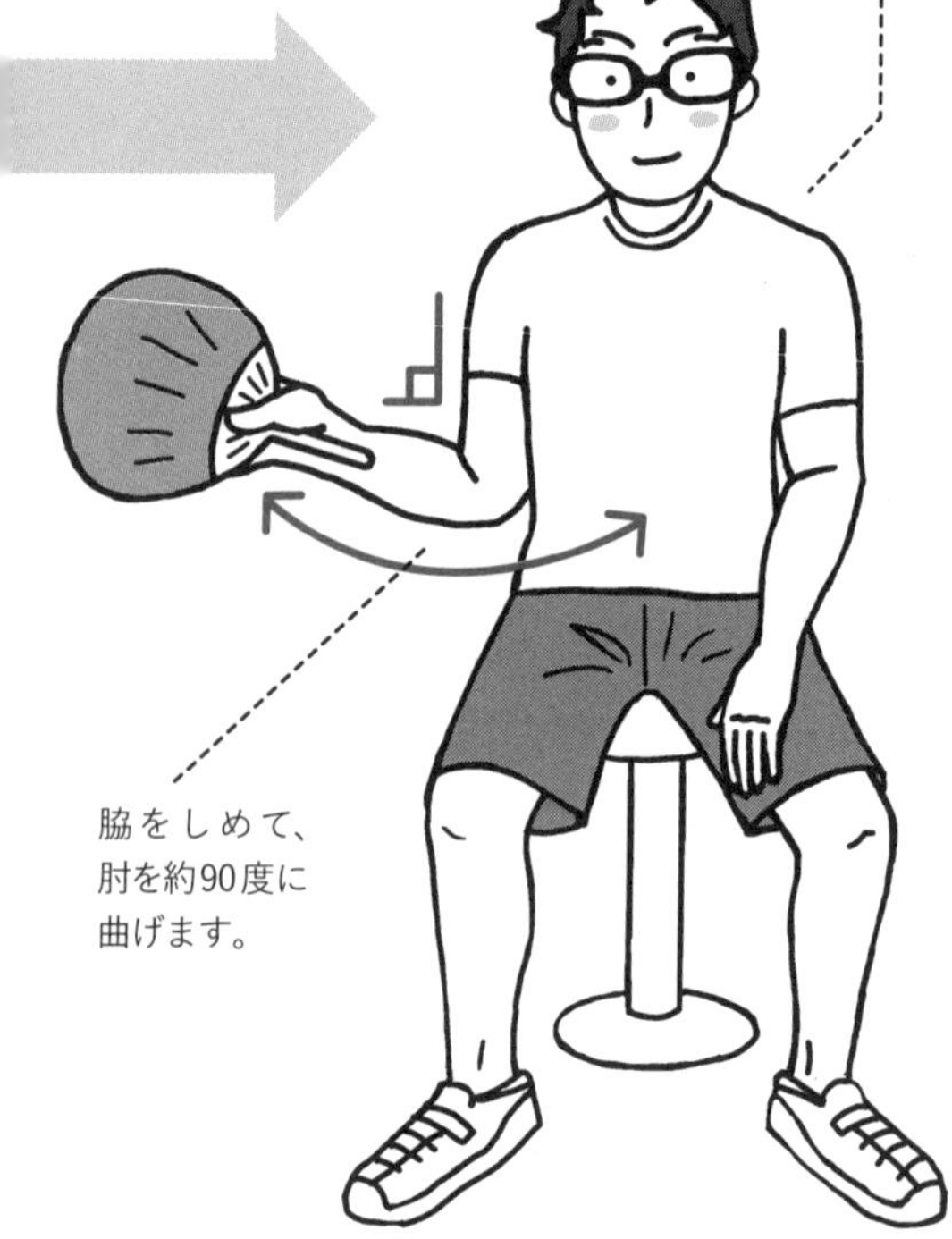

背中や腰を丸めずに、姿勢を正して行います。
脇をしめて、肘を約90度に曲げます。

やり方

肩が痛いほうの手でうちわを持ち、脇をしめて肘を約90度に曲げ、一定のリズムで平行にうちわをあおぎます。目安は1分ですが、続けられるだけ続けてもかまいません。

うちわの持ち方

うちわの柄《え》を持つのではなく、親指とそれ以外の4本の指でうちわの頭の部分を挟むように持つと、手首を使わずにあおぐことができます。また、p90～97で紹介する「うちわあおぎ」の持ち方もすべて同じです。

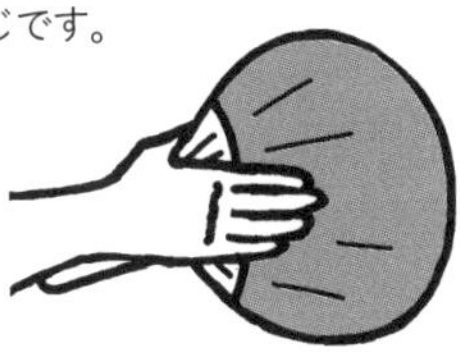

2

肩が痛くない範囲で、一定のリズムで、少し風が起こる程度の強さであおぎ続けましょう。

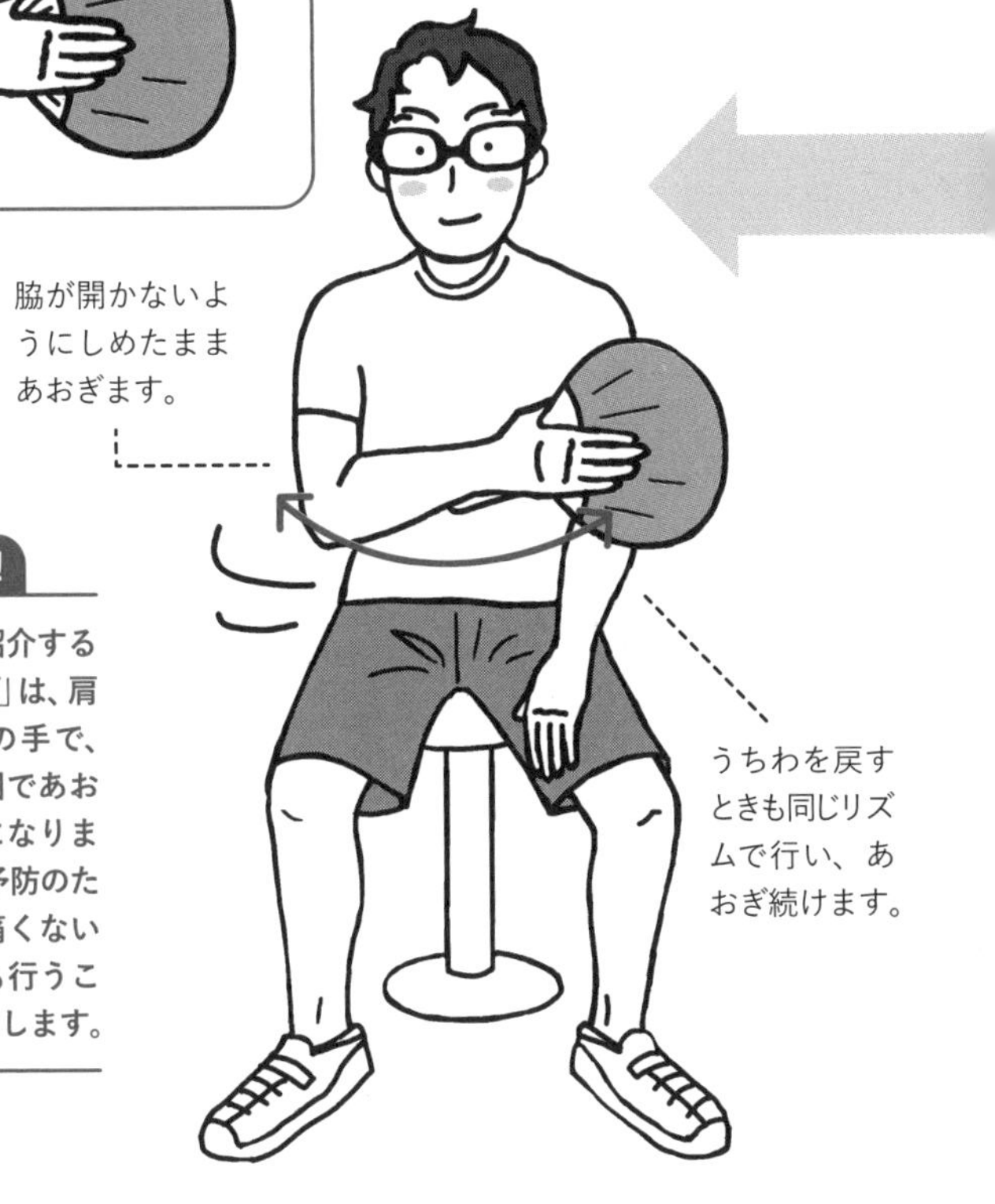
脇が開かないようにしめたままあおぎます。
うちわを戻すときも同じリズムで行い、あおぎ続けます。

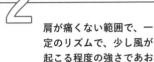

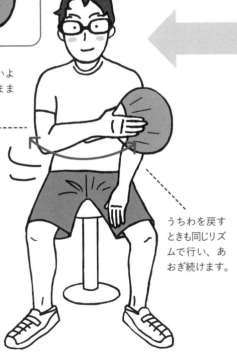

アドバイス！

p88～97で紹介する「うちわあおぎ」は、肩が痛いほうの手で、痛くない範囲であおぐのが基本になります。ですが、予防のためにも肩が痛くないほうの手でも行うことをおすすめします。

肩こりに効くうちわあおぎ

肩こりの原因となる僧帽筋《そうぼうきん》に刺激を与えて、硬くなってしまった筋肉をほぐしていきます。また、肩甲骨周囲筋にも刺激が加わるので、肩こり対策におすすめの肩トレです。

1

肩が痛いほうの手でうちわを持ち、横向きに寝て反対側の手で頭を支えます。そして、枕やたたんだバスタオルなどを脇に挟んでうちわをあおぎます。

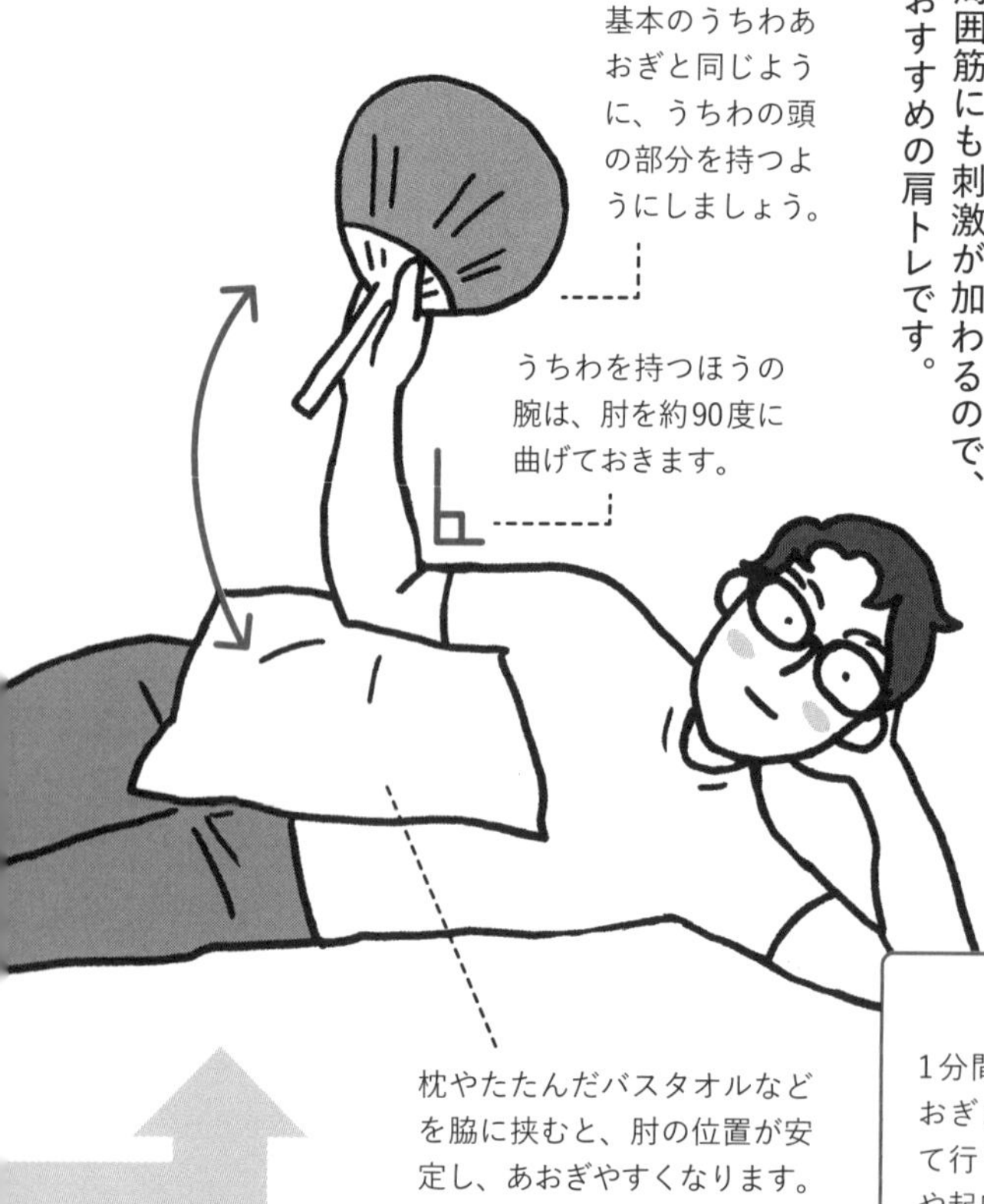
基本のうちわあおぎと同じように、うちわの頭の部分を持つようにしましょう。
うちわを持つほうの腕は、肘を約90度に曲げておきます。
枕やたたんだバスタオルなどを脇に挟むと、肘の位置が安定し、あおぎやすくなります。

やり方

1分間ゆっくりとあおぎます。横になって行うので、寝る前や起床時に行うのがおすすめです。

2

ゆっくりと1分間あおぎ続けます。うちわをあおぐときの強さは、少し風が起こるぐらいが目安です。

POINT

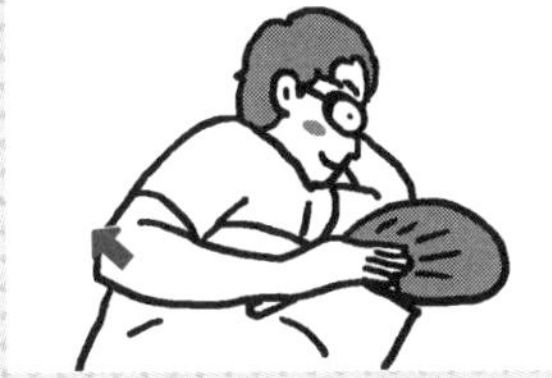

肘を背中より少し後ろに引くことで、巻き肩や猫背が防げます。

手首を固定したまま、肘を支点に腕を振るようにしてうちわをあおぎます。戻すときも、同じリズムで行いましょう。

反対側の手でしっかり頭を支えて、リラックスして行います。

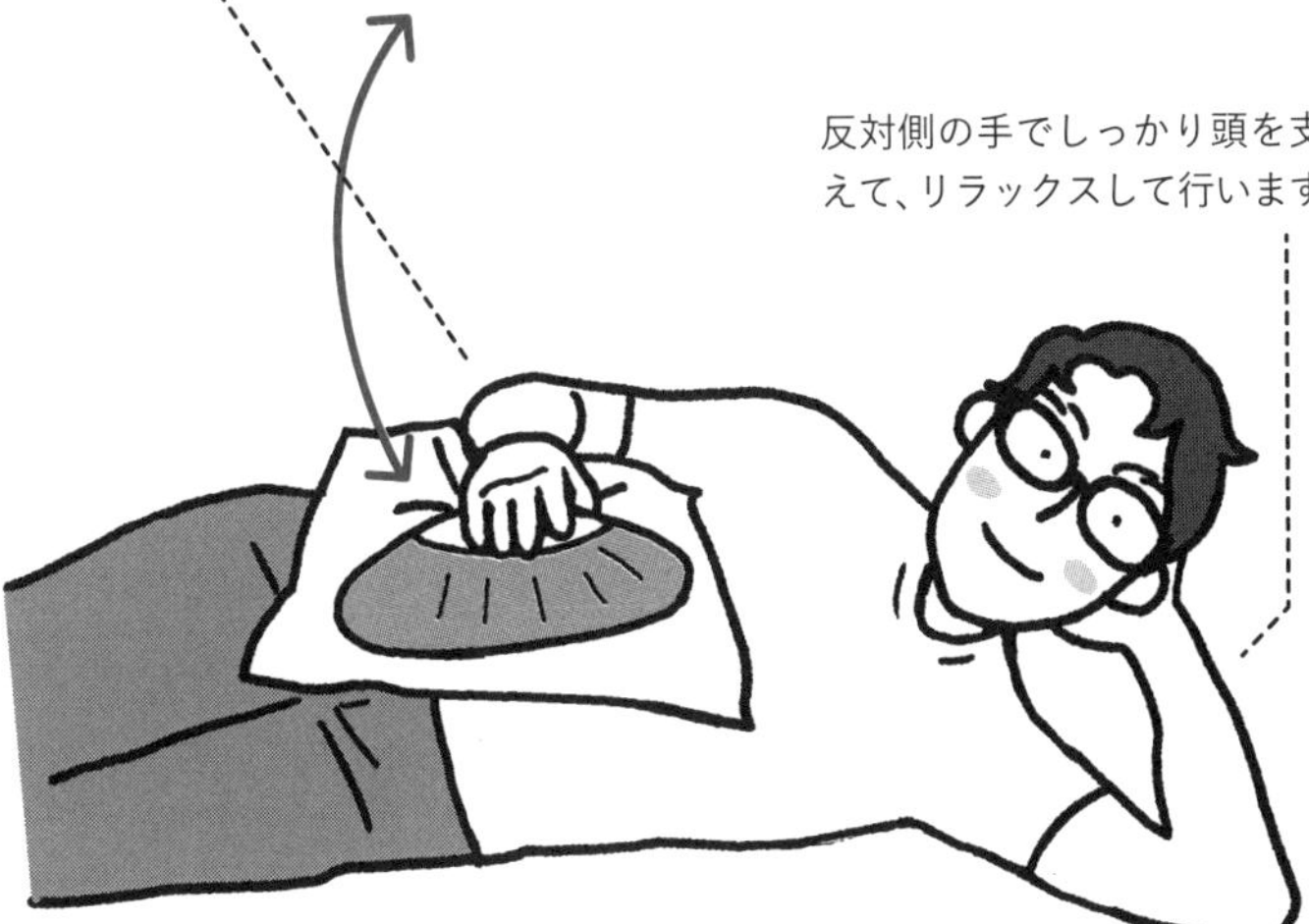

五十肩に効くうちわあおぎ

五十肩の多くは、肩の前側に炎症が起こり痛みを生じます。そのような人は「前へならえ」の姿勢をとったとき、そこから腕を外側に開くことが難しくなります。そこで、腕を外側に開くうちわあおぎで肩まわりの筋肉を改善していきます。

1

肩が痛いほうの手でうちわを持ち、脇をしめます。そして、痛みを感じない程度に腕を外側に開いて準備します。

うちわを持たないほうの手で肩（鎖骨の先端の下の突起あたり）を押さえておくと、バランスよくうちわをあおぐことができます。

脇をしめて、肘を約90度に曲げて腕を外側へ開いていき、痛みを感じる手前で止めます。

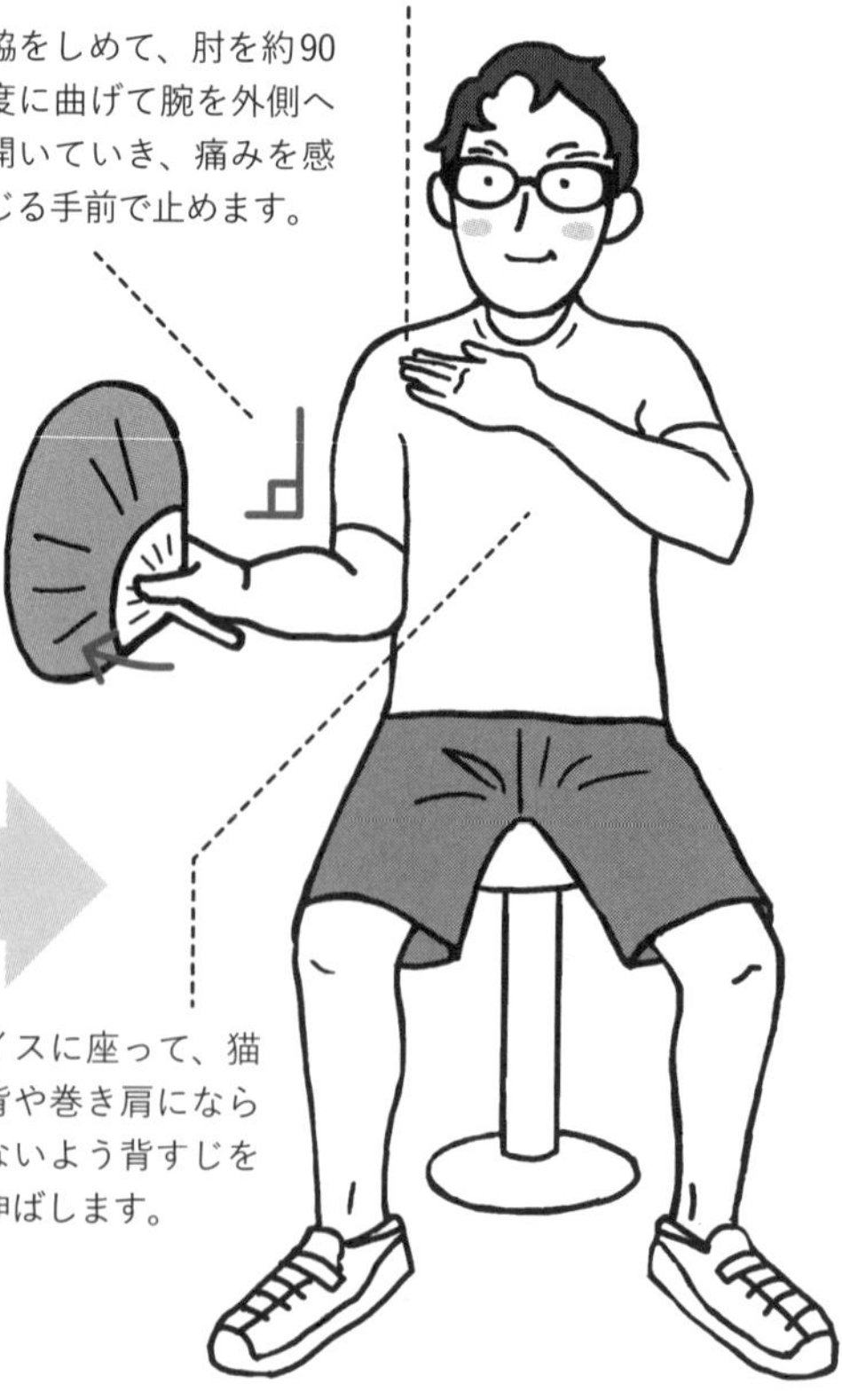

イスに座って、猫背や巻き肩にならないよう背すじを伸ばします。

やり方

1分間、ゆっくり小刻みにうちわをあおぎます。もしも痛みを感じるようなら、無理に腕を外側へ開かず、痛みが出ない範囲で行ってください。

2

大きくあおぐ必要はありません。あおぐ角度（範囲）は30度くらいでOKです。1分間、ゆっくり小刻みにあおいでいきます。

POINT

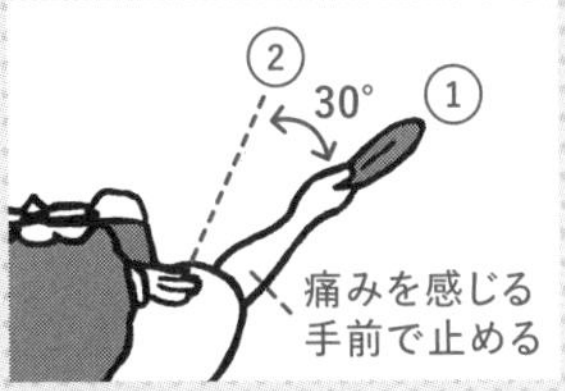

肩が痛いほうの腕を外側に開いて、痛みを感じる手前で止めます。そこから内側に30度くらいの範囲で小刻みにうちわをあおぐのがポイントです。

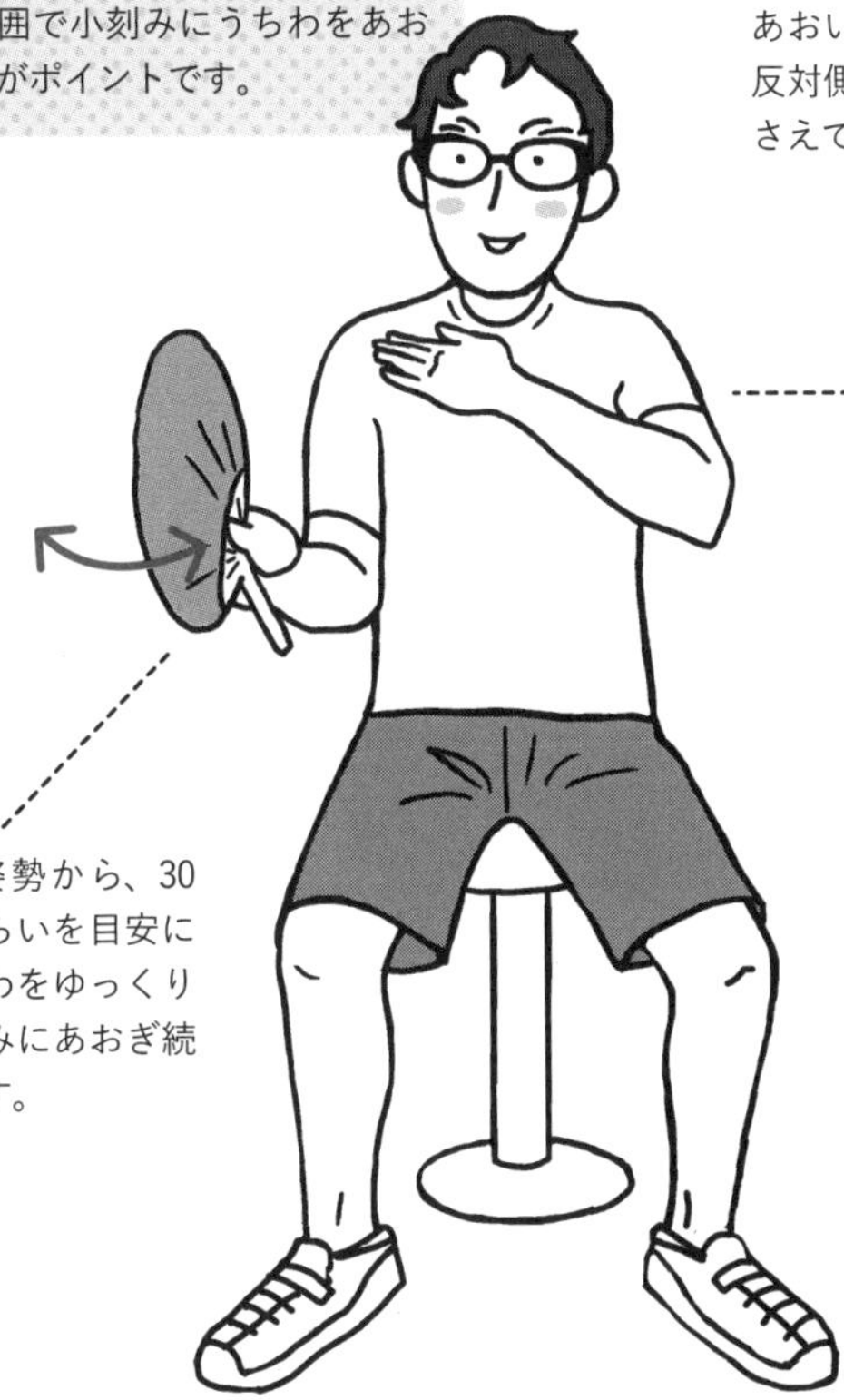

あおいでいる最中も、反対側の手で肩を押さえておきましょう。

1の姿勢から、30度くらいを目安にうちわをゆっくり小刻みにあおぎ続けます。

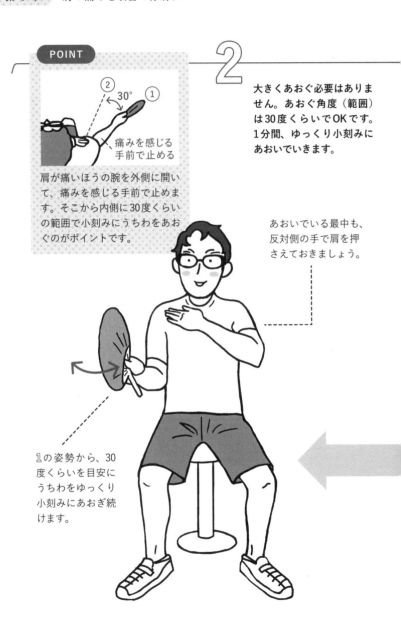

腱板断裂に効くうちわあおぎ(1)

脇があくように肘をテーブルに置き、力を抜くと腱板への負担を減らすことができます。腱板断裂の人におすすめの「うちわあおぎ」です。

1

イスに座って、猫背や巻き肩にならないように上体を起こします。そして、肩が痛いほうの手でうちわを持ち、テーブルにしいたクッションやタオルの上に肘を置いてうちわをあおぎます。

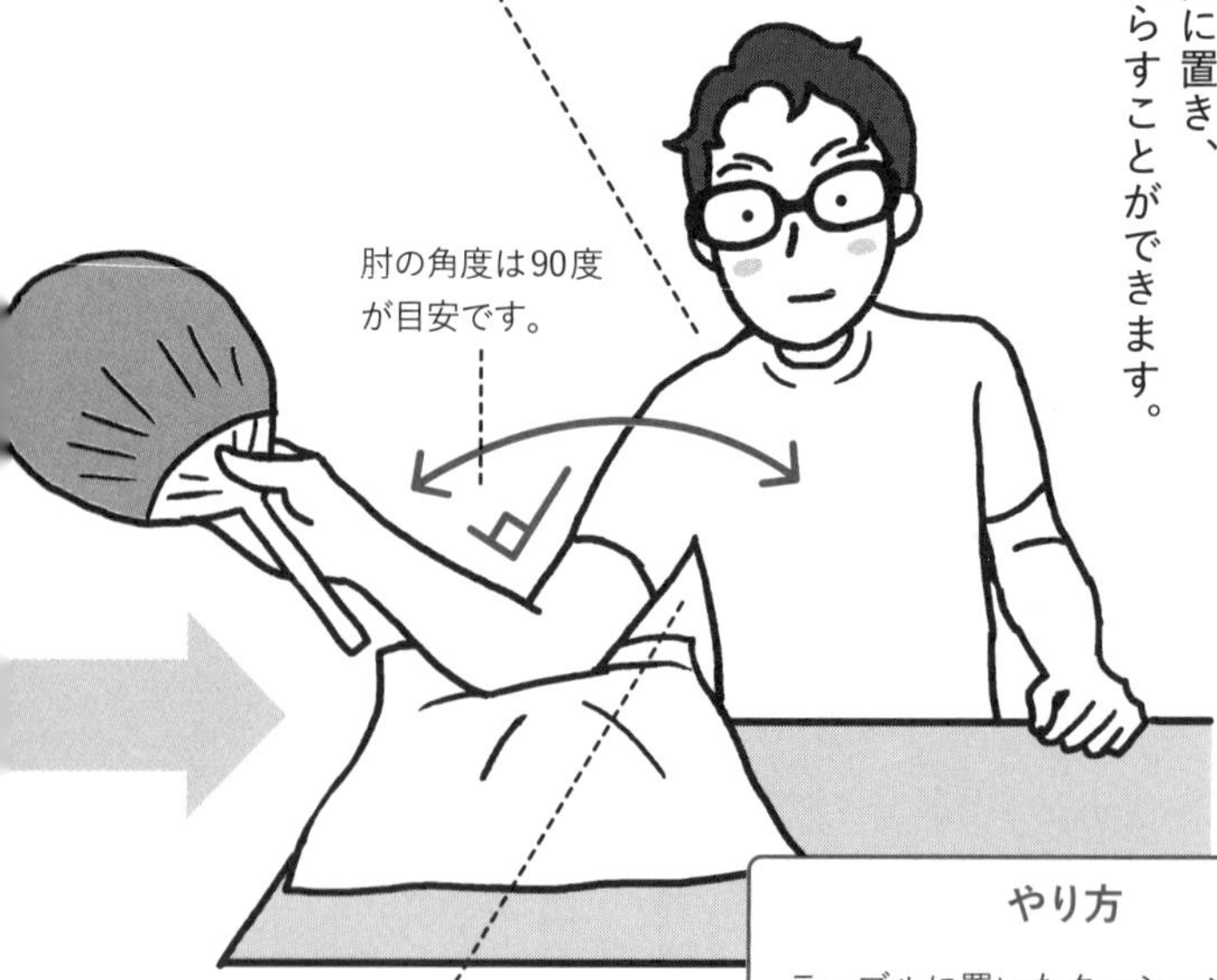
肩の力を抜いて、リラックスした状態であおぎます。
肘の角度は90度が目安です。
脇をあけて肘をクッションやタオルに置いて、力を抜けば腱板に負担がかかりません。

やり方

テーブルに置いたクッションやタオルに肘を置き、脇をしめずに、しっかり風がおこるぐらいの強さで、1分間ゆっくりとあおぎます。

2

肘を支点にして、肘から先の腕を動かし、1分間、ゆっくりとうちわをあおぎます。このとき、しっかり風が起こるくらいの強さで、痛みが出ない範囲で、できるだけ大きくあおぎましょう。

POINT

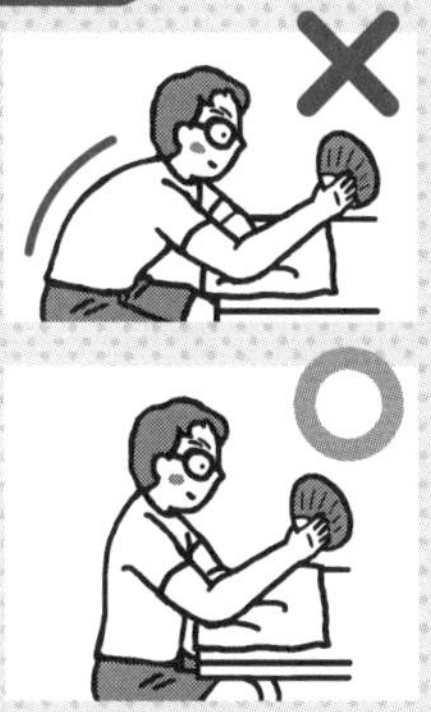

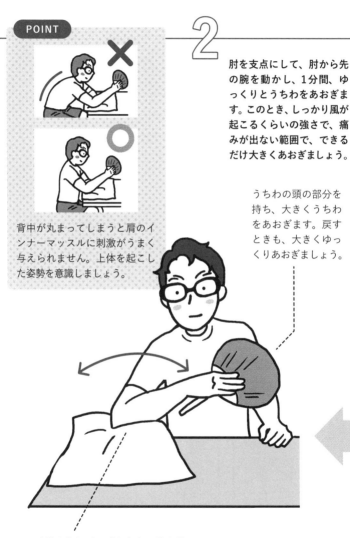

背中が丸まってしまうと肩のインナーマッスルに刺激がうまく与えられません。上体を起こした姿勢を意識しましょう。

うちわの頭の部分を持ち、大きくうちわをあおぎます。戻すときも、大きくゆっくりあおぎましょう。

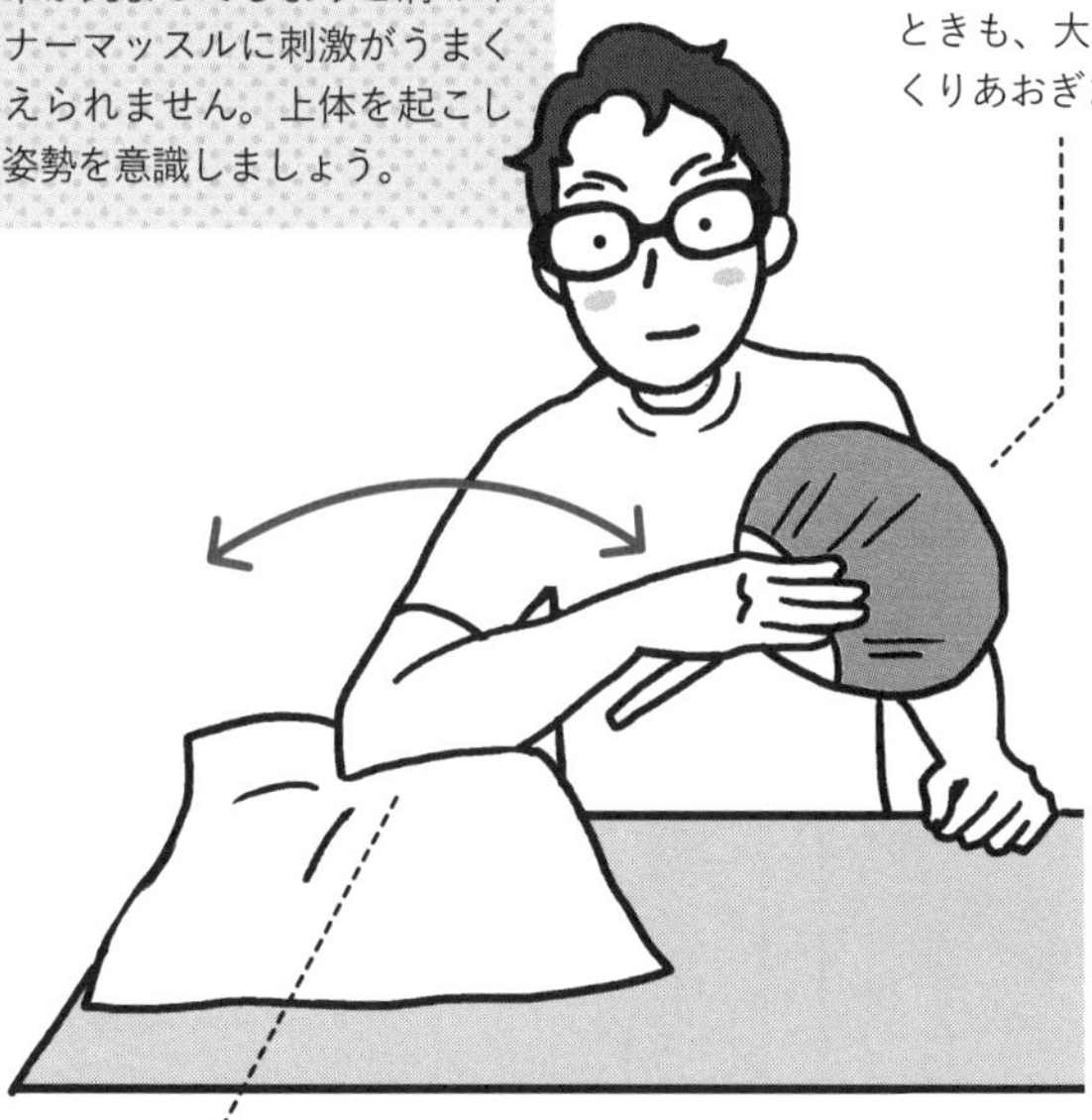

手首を使わず、肘を支点に腕を動かすことで、肩の筋肉に刺激が加わります。

肩痛改善!
うちわあおぎ
5

腱板断裂に効くうちわあおぎ(2)

肩のインナーマッスルの1つ「肩甲《けんこう》下筋《かきん》」を強化する「うちわあおぎ」です。うちわを持つ手とは反対側の肩に向けてあおぐことで、肩甲下筋を刺激することができます。

1

イスに座って、肩が痛いほうの手でうちわを持ちます。そして、痛いほうの肩とは反対側の肩周辺へ向けてうちわをあおぎます。

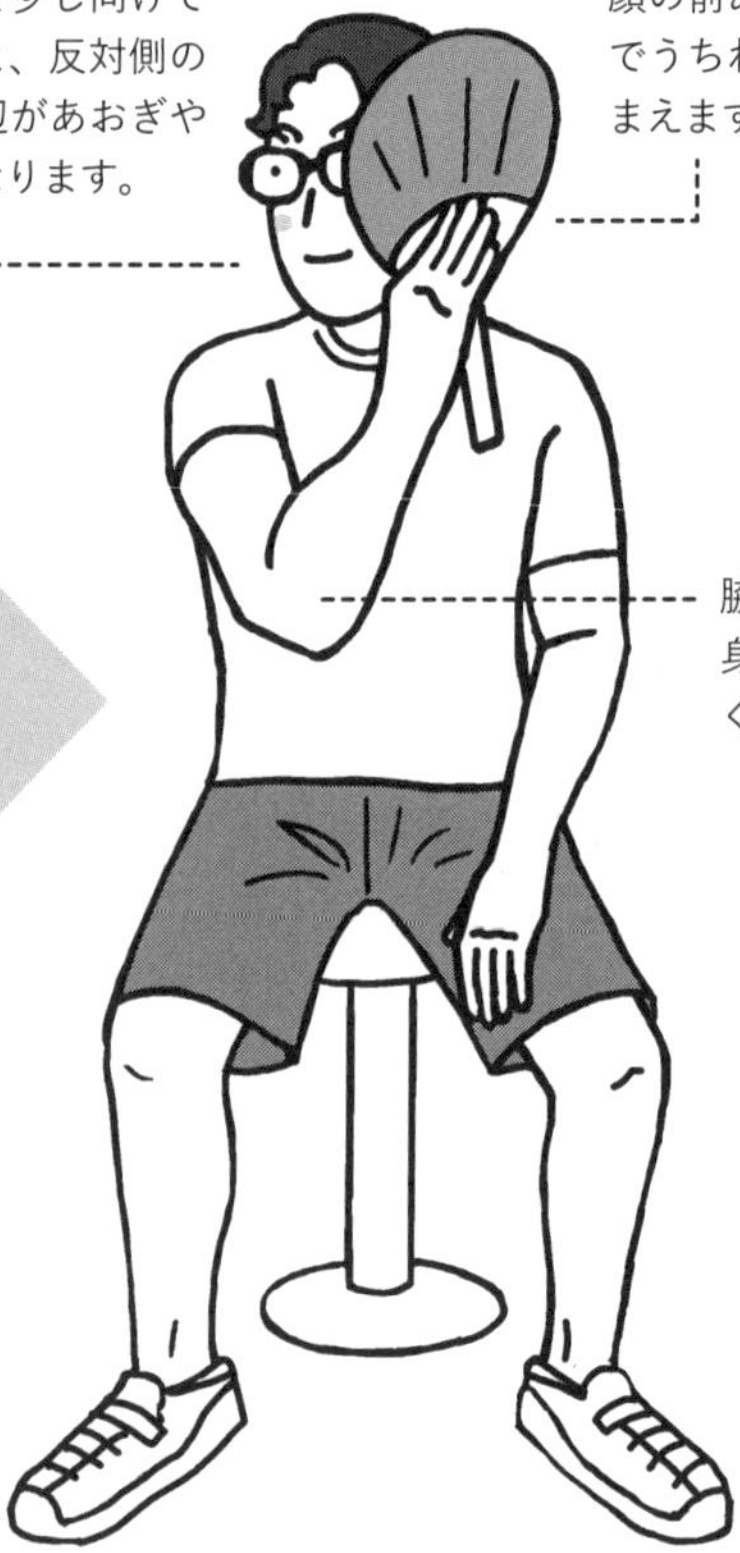

痛いほうの肩方向（この場合は右）へ顔を少し向けておくと、反対側の肩周辺があおぎやすくなります。
顔の前あたりでうちわをかまえます。
脇をしめ、肘は身体の横ではなく、少し前に。

やり方

肩が痛いほうの手でうちわを持ち、脇をしめたまま肘を支点にして、ゆっくりと1分間うちわをあおぎます。

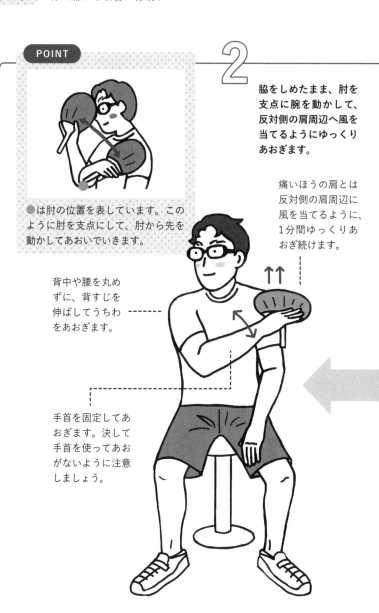

POINT

●は肘の位置を表しています。このように肘を支点にして、肘から先を動かしてあおいでいきます。

2

脇をしめたまま、肘を支点に腕を動かして、反対側の肩周辺へ風を当てるようにゆっくりあおぎます。

痛いほうの肩とは反対側の肩周辺に風を当てるように、1分間ゆっくりあおぎ続けます。

背中や腰を丸めずに、背すじを伸ばしてうちわをあおぎます。

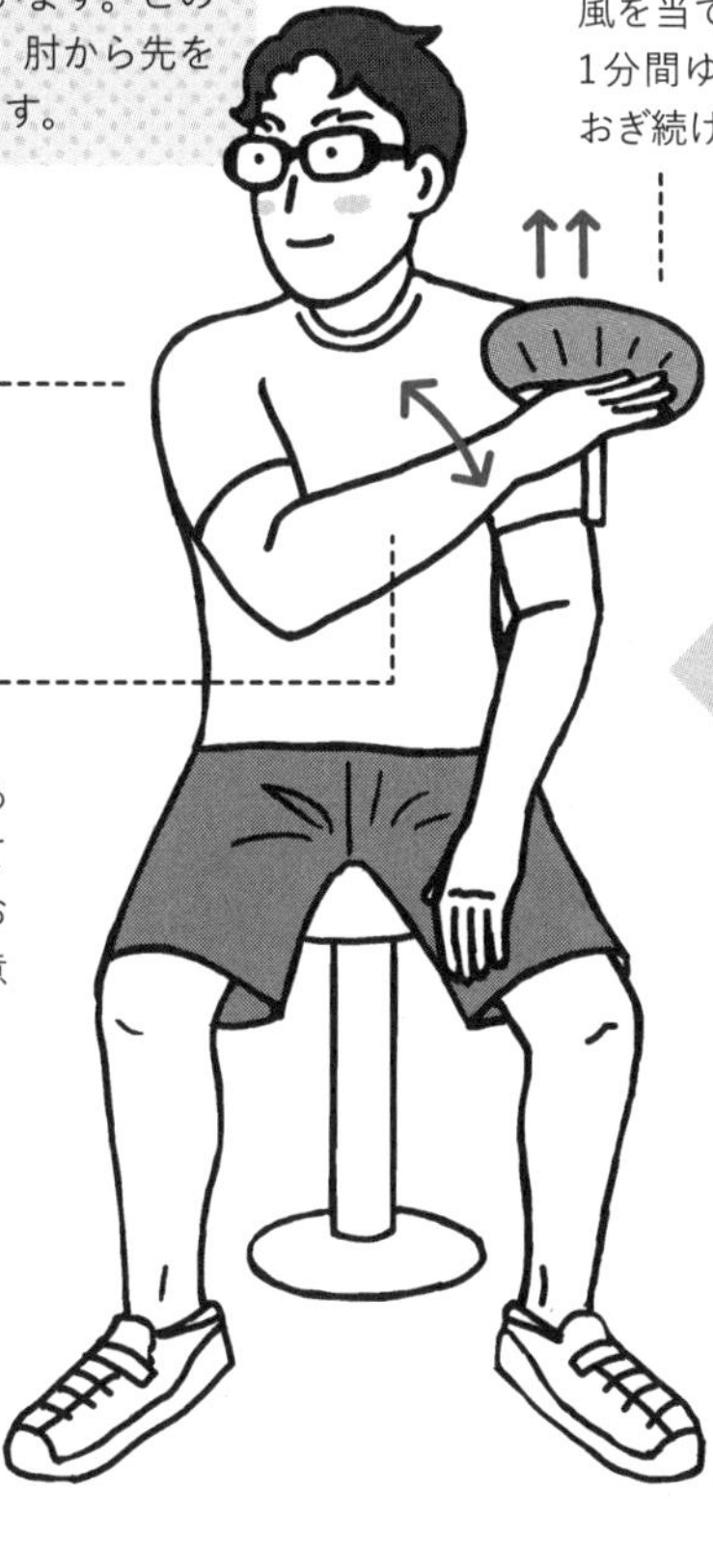

手首を固定してあおぎます。決して手首を使ってあおがないように注意しましょう。

肩こりに効く「肩甲骨《けんこうこつ》スライド」

この1分肩トレは、肩甲骨を寄せる筋肉に刺激を加えて、肩甲骨を大きく動かせるようになることが狙いです。
肩こりがひどくて背中に手が回らない人におすすめです。

1

イスに座って両肘を身体の前で寄せます。肘（腕）を動かすのではなくて、肩甲骨を動かすように意識します。

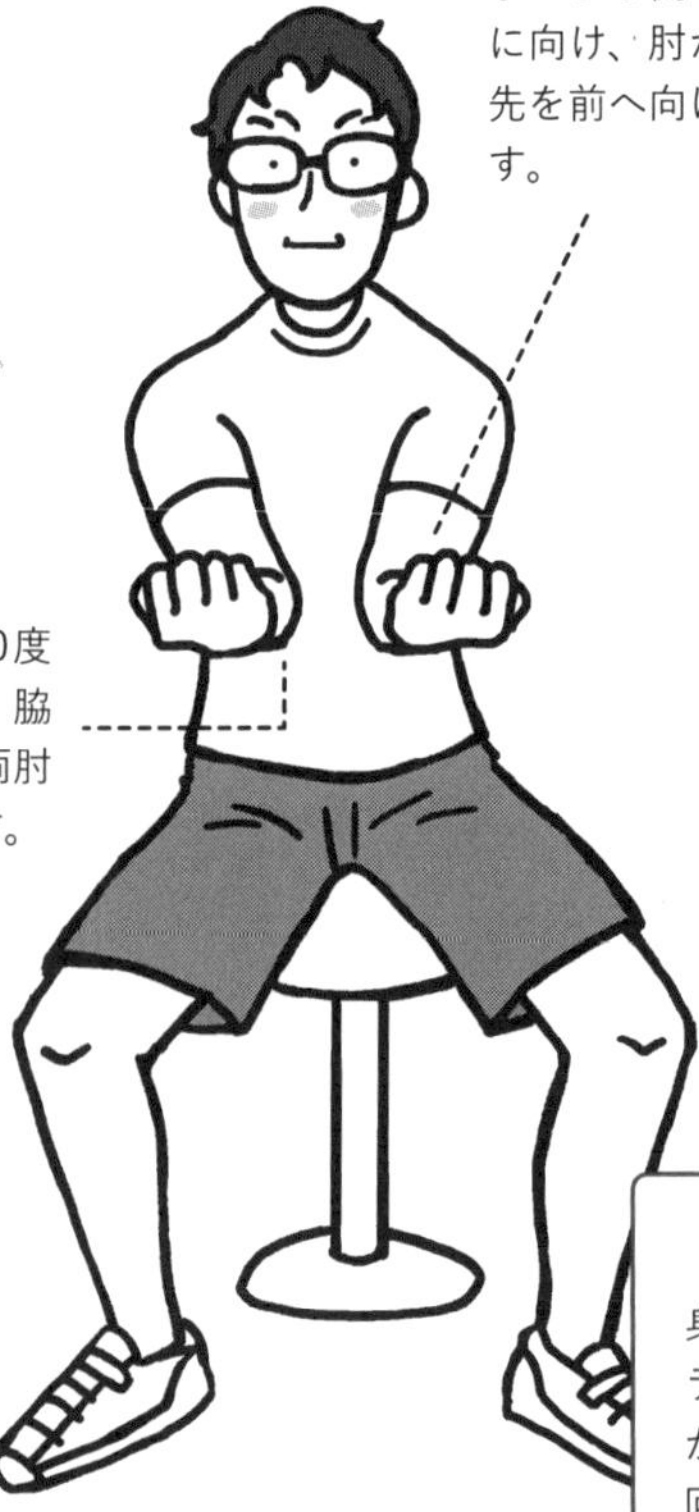

両手のひらは軽く握っておいて、手のひら側を上に向け、肘から先を前へ向けます。

両肘を約90度に曲げて、脇をしめて両肘を寄せます。

やり方

身体に沿って両腕を大きくスライドさせます。3秒くらいかけてゆっくり1往復し、20回ほど繰り返してください。

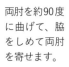

POINT

肩が痛くて、肘を後ろに引けないという人は、腕をだらんと下げたまま肩甲骨を寄せる動きをしてみましょう。大切なのは、肩甲骨を動かすことです。腕の形、肘の曲げ具合などは痛みに応じて、楽な姿勢を取ってください。

2

続いて両肘を背中側に引きます。身体に沿ってグルッと回すようなイメージで肘を後ろに引き、肩甲骨を寄せていきます。

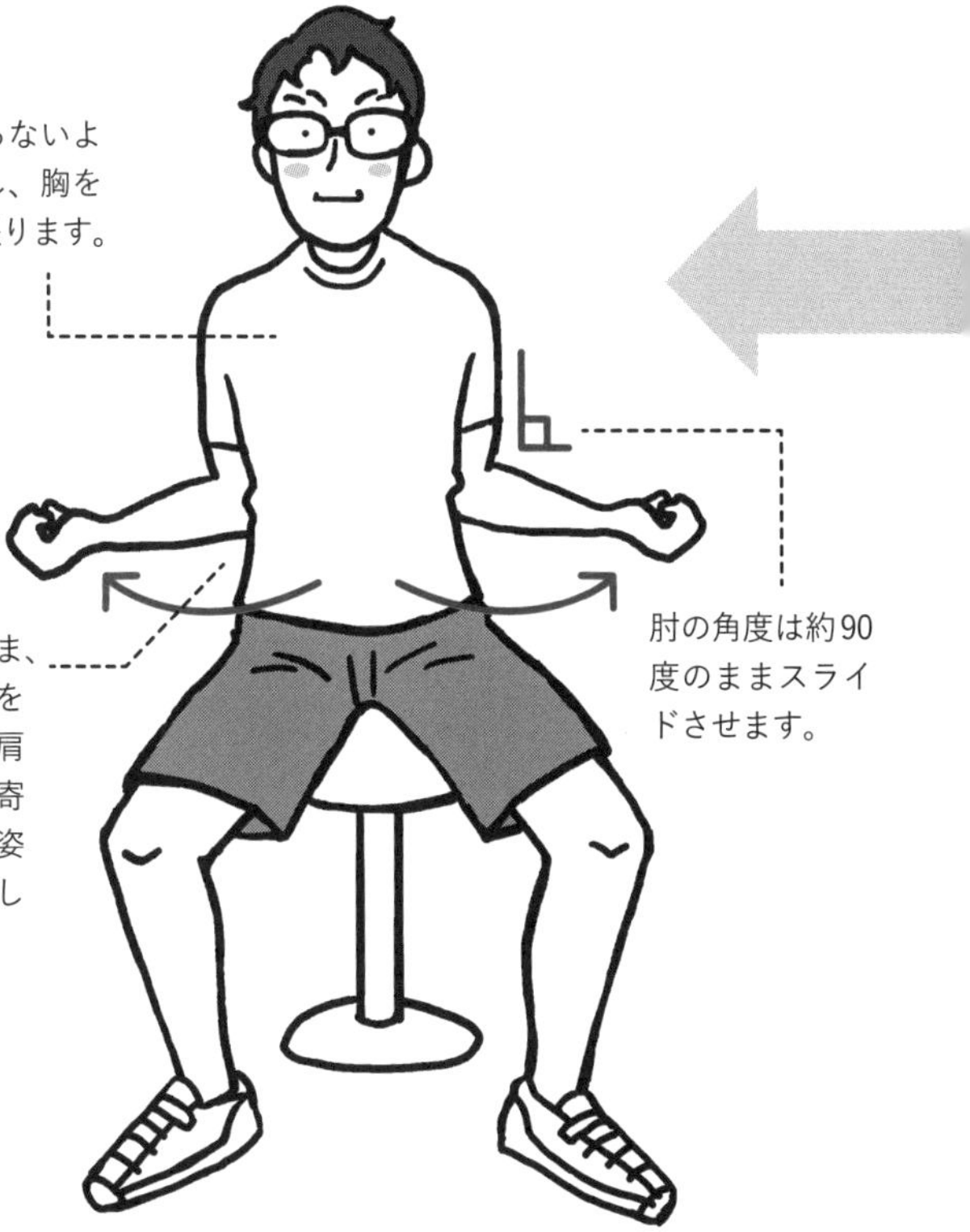
猫背にならないように注意し、胸をしっかり張ります。
両脇をしめたまま、身体に沿って肘を後ろに引いて、肩甲骨を背骨側に寄せてから、1の姿勢にゆっくり戻します。
肘の角度は約90度のままスライドさせます。

症状別の肩トレ 2

五十肩に効く「上方回旋《じょうほうかいせん》スライド」

五十肩の人によく起こる「腕が上がらない」を肩甲骨を動かして改善するのが、上方回旋スライドの狙いです。この1分肩トレを続けることで、肩甲骨が大きく動くようになり、腕が上がりやすくなります。肩こりにも有効です。

1

イスに座って、痛みがある側とは反対の手でうちわを持ち、肩から3cmほど離した斜め上の位置でうちわをキープします。

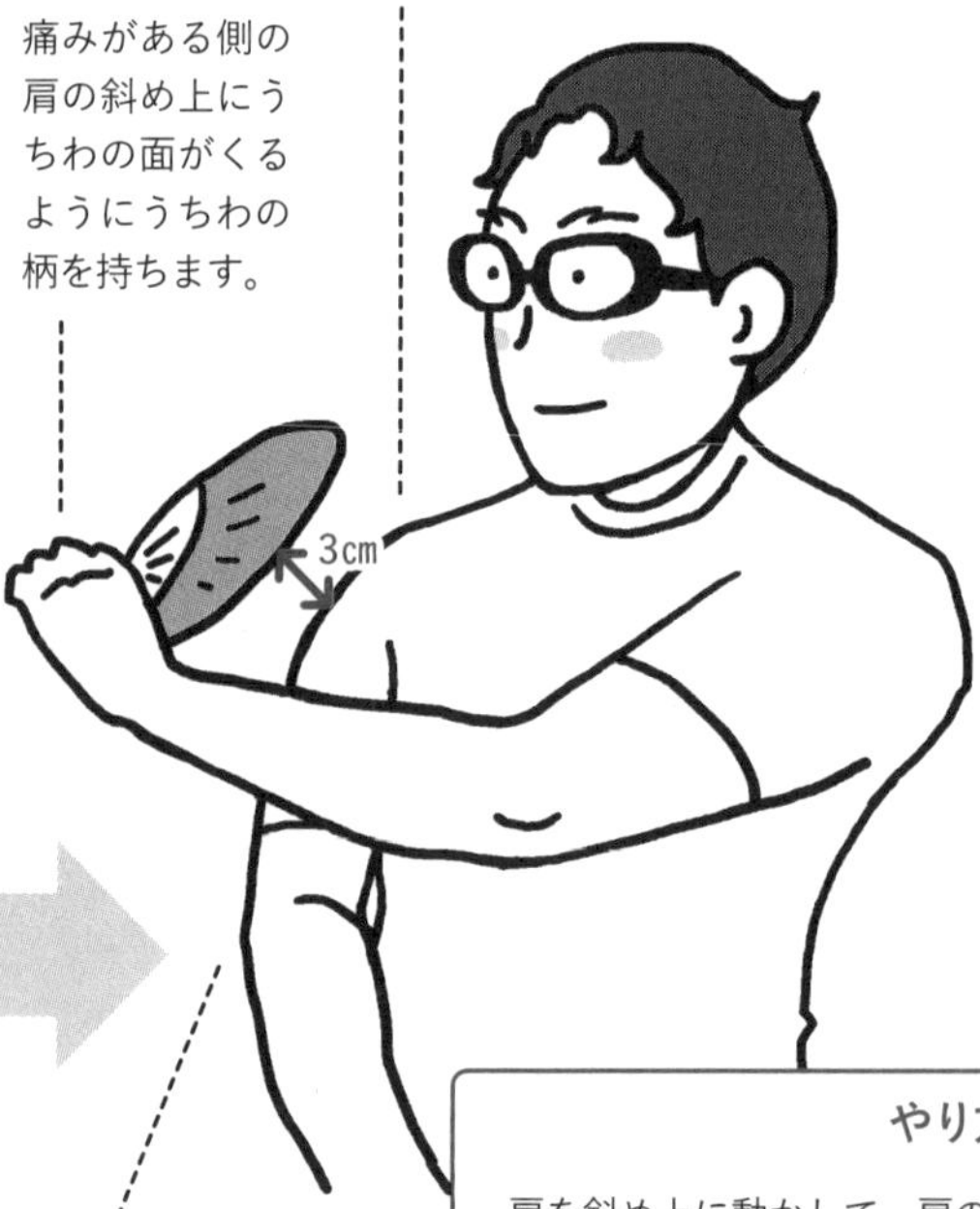

肩の力を抜いて、リラックスした状態で行いましょう。
痛みがある側の肩の斜め上にうちわの面がくるようにうちわの柄を持ちます。
3cm
肘は外側に向けて軽く曲げておきます。

やり方

肩を斜め上に動かして、肩のいちばん外側の出っ張りでうちわの面に触れていきます。触れた姿勢を5秒間キープし、肩をゆっくり下ろします。それを10回繰り返します。痛みがある側だけ行いましょう。

POINT

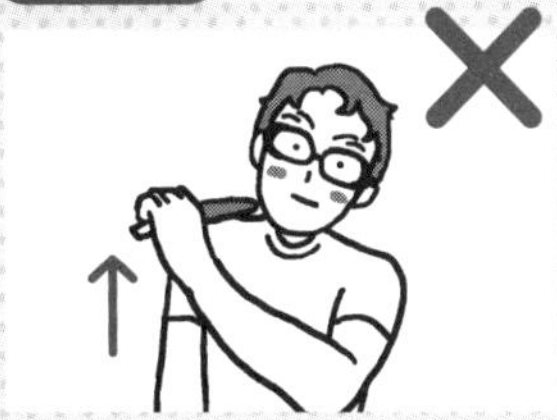

肩をすくめるように真上に上げてしまうと、肩甲骨の内側も上がってしまいます。これでは、上方回旋のトレーニングにならないので注意してください。

2

うちわの位置は変えず、肩を動かすことでうちわに触れていきます。このとき、真上ではなく斜め上に肩を動かし、肩のいちばん外側でうちわに触れていきます。

肩のいちばん外側がうちわの面に触れるように肩を斜めに上げ、軽くうちわに触れた状態を5秒間キープし、1の姿勢にゆっくり戻します。

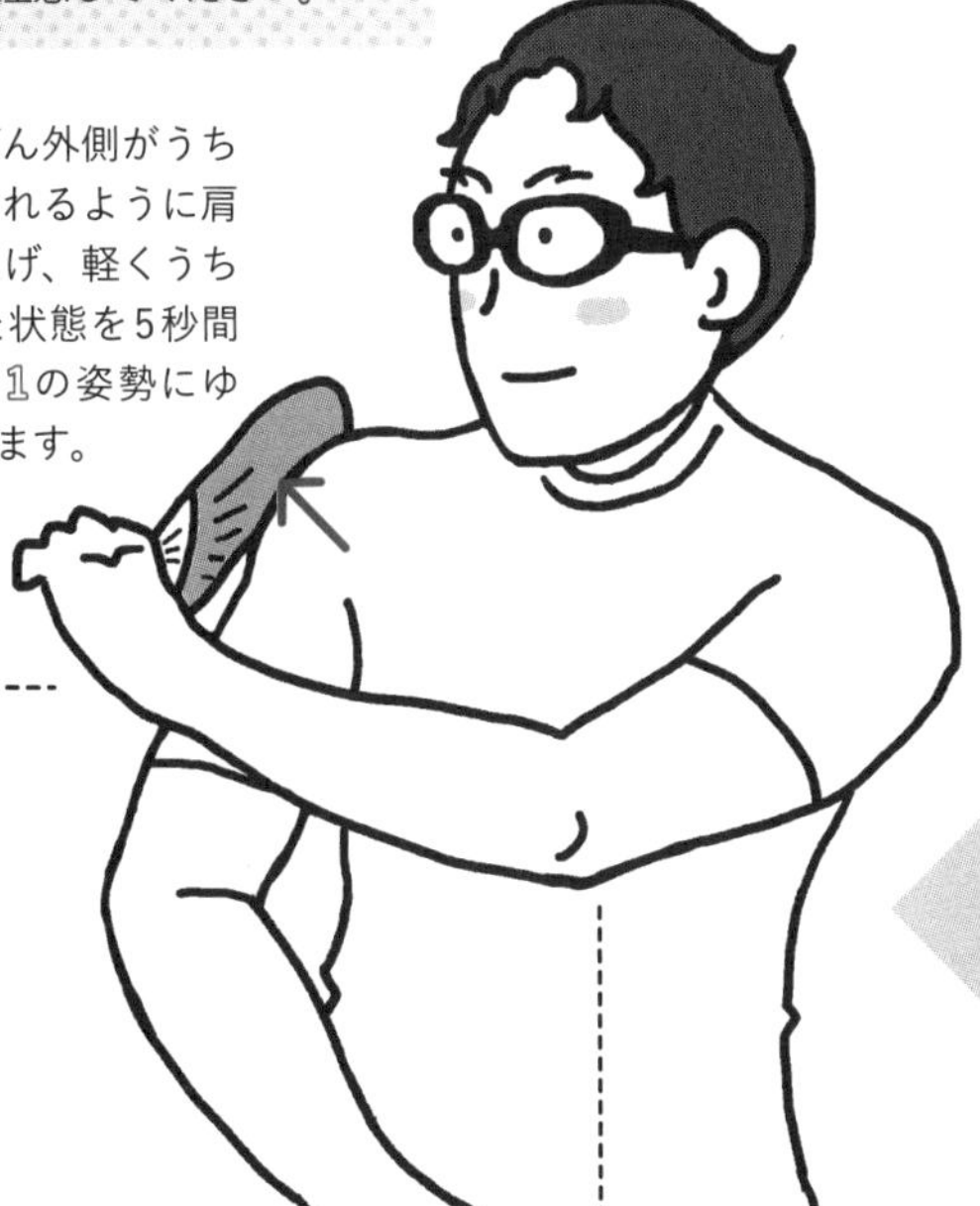

うちわを持つ腕は動かさないようにしましょう。

五十肩に効く「あおむけバンザイ」

肩が痛くて「腕が上がらない」という五十肩の人のための1分肩トレです。ベッド（布団）の上であお向けになり、肩が痛いほうの腕を反対の手で支えながら腕を上げていきます。

1

ベッド（布団）の上であお向けになり、肩が痛くて上がらないほうの腕の手首を、反対側の手でつかみます。

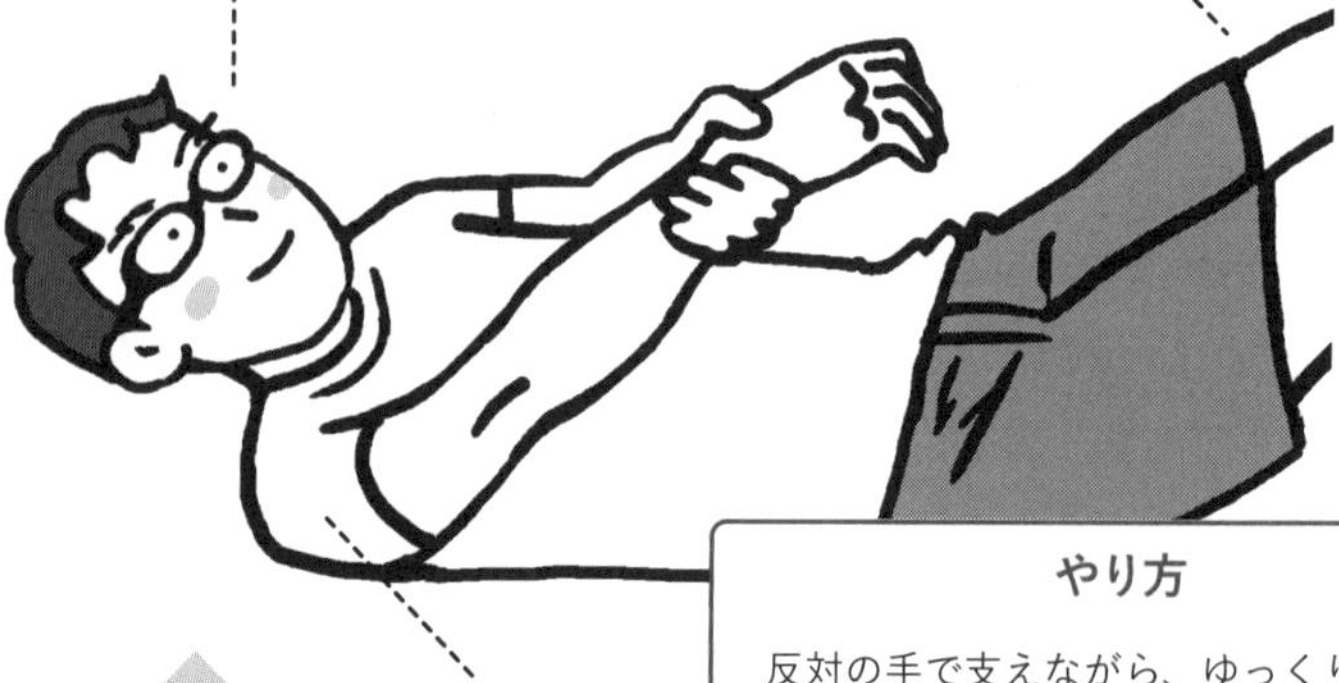

リラックスして、目線は上に向けます。

両脚の膝《ひざ》は伸ばしていても曲げていてもいいので、楽な姿勢で行いましょう。

痛いほうの肩は力を抜いておきます。手のひらは下に向けます。

やり方

反対の手で支えながら、ゆっくりと腕を上げていきます。つらいと感じる手前で止めて、その姿勢を10秒間キープしゆっくり戻します。それを3回ほど繰り返します。痛みがある側だけ行いましょう。

2

肩が痛いほうの腕を、反対側の手で下から押し上げるようにしながら少しずつ上げていきます。

POINT

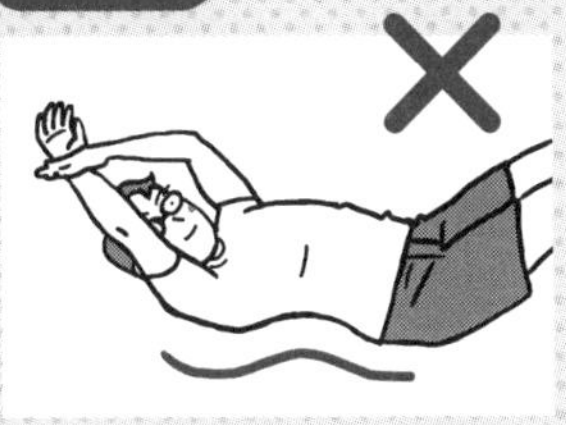

腰がベッド（布団）から浮いてしまうと反り腰になってしまい、腰を痛めてしまう可能性があります。腰が反らないように注意しましょう。

つらい（痛い）と感じるあたりの手前で止めて、その状態を10秒間キープしてから、1の姿勢にゆっくり戻します。

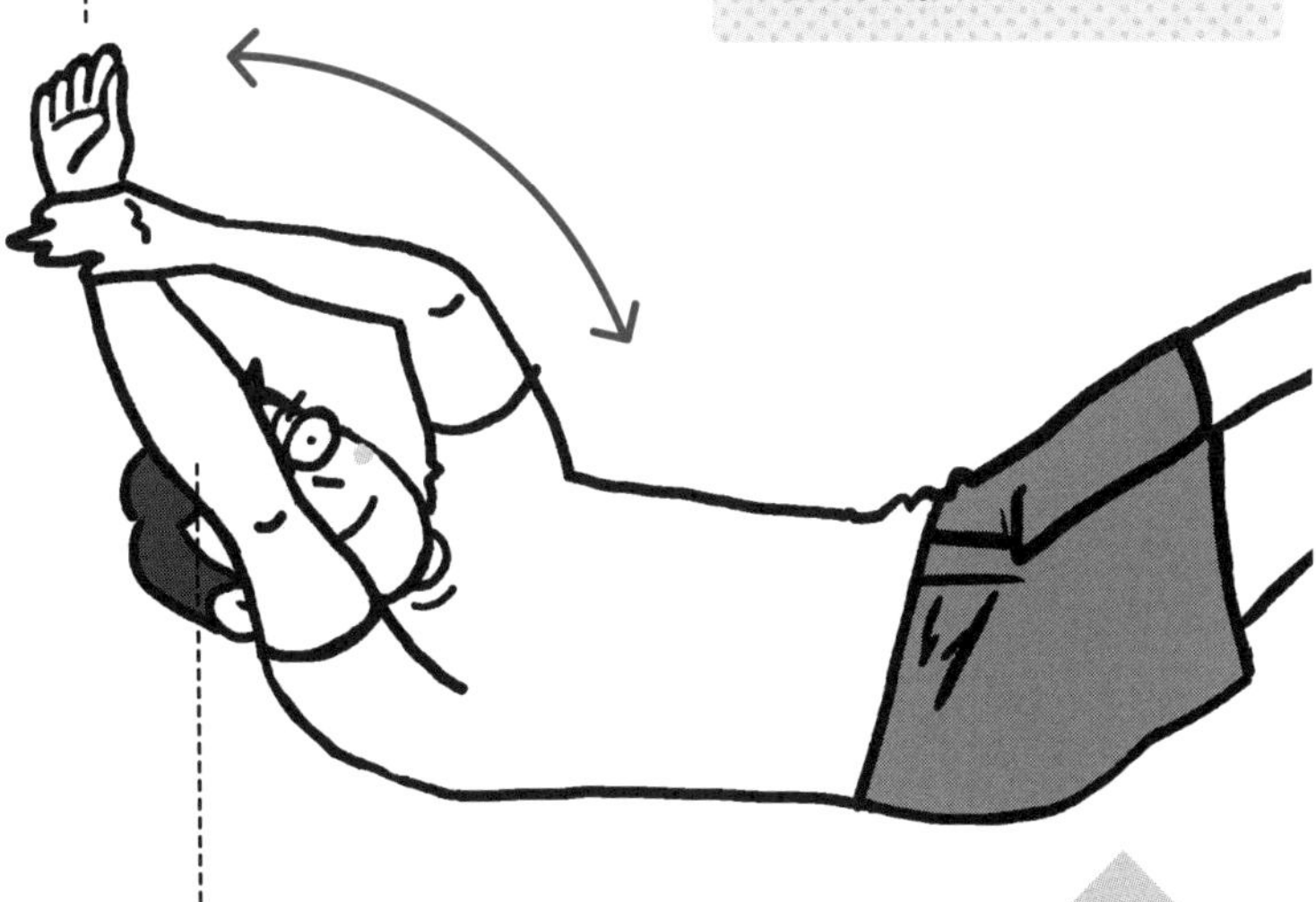

上げるときも、戻すときも肘は曲げずに、まっすぐ伸ばしたまま行ってください。

五十肩に効く「机ふきストレッチ」

机ふきストレッチも、「腕が上がらない」という五十肩の人のための1分肩トレです。前方へ腕を伸ばすことで肩関節の動きが改善されます。

1

腕を伸ばしたときにお腹が机とぶつからないよう、イスと机を離して座ります。そして、肩が痛いほうの手のひらを、机に置いたタオルに乗せて準備します。

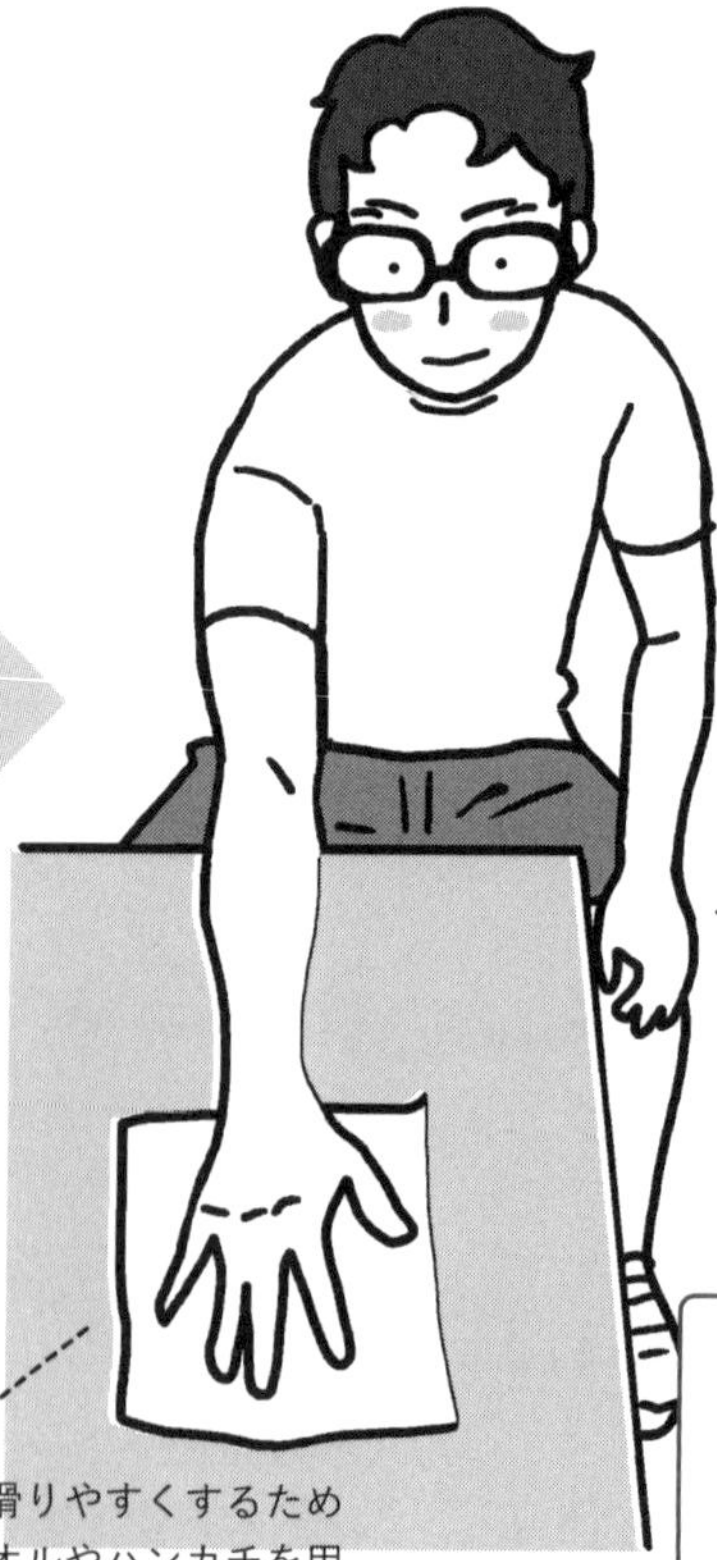

両肩の力を抜いてリラックスし、反対側の手は膝《ひざ》の上に置きます。

手を滑りやすくするためにタオルやハンカチを用意し、肩が痛いほうの手ひらをその上に乗せます。

やり方

腕を前方にゆっくり伸ばし痛くなる手前で止め、その姿勢を10秒間キープしてからゆっくり戻します。それを3回ほど繰り返します。痛みがある側だけ行いましょう。

2

机の上を滑らせるように、ゆっくりと腕を前に伸ばしていきます。痛くなる手前で止めて10秒間キープします。

腕（手）の動きに合わせて、上半身を前に倒していきます。

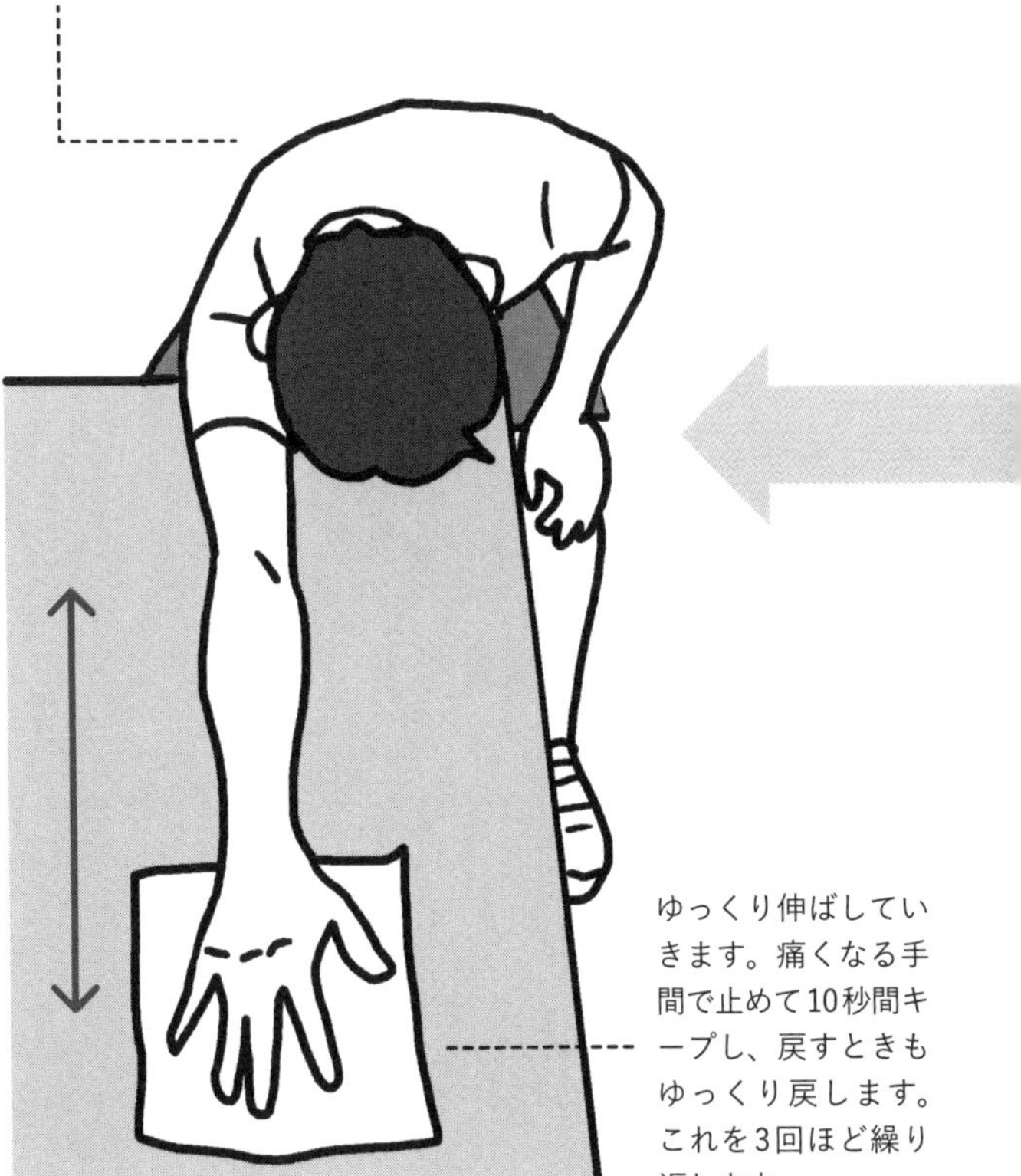

ゆっくり伸ばしていきます。痛くなる手前で止めて10秒間キープし、戻すときもゆっくり戻します。これを3回ほど繰り返します。

症状別の
肩トレ
5

五十肩に効く「ペットボトルでストレッチ」

五十肩の人によく起こる問題が肩を内側にひねる動作（内旋）が困難になることです。その結果、手を背中側に回すことができません。そこで、ペットボトルを使って肩の動き（内旋）を改善します。

1

ペットボトルを背中側に回し腰の高さあたりにして、ペットボトルの端を両手でつかみます。

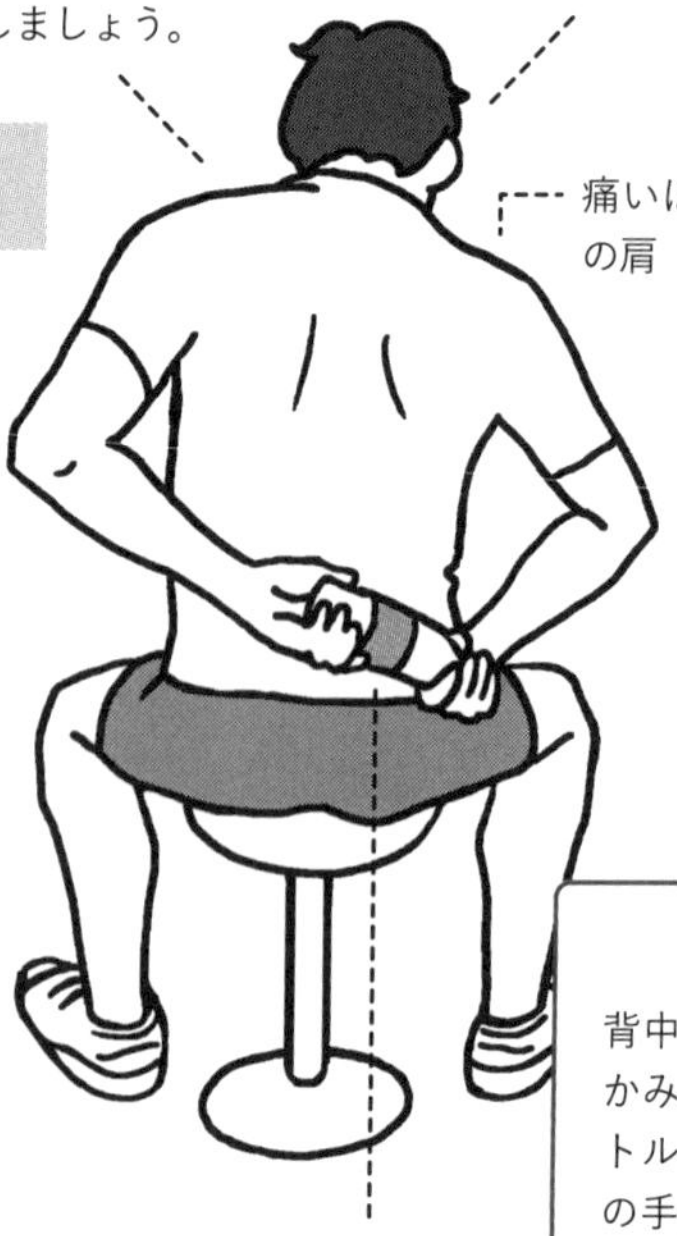

やや前傾になりますが、猫背にならないように注意しましょう。

顔は前を向いたまま行います。

痛いほうの肩

ペットボトルは空のものを使用します。ペットボトルのサイズは、背中で両手が届く大きさのものを選んでください。

やり方

背中側でペットボトルの両端を両手でつかみ、肩が痛くないほうの手でペットボトルを引っ張ります。まず肩が痛いほうの手が背骨に届くぐらいまでペットボトルを横へ引っ張り、10秒間キープ。続いてペットボトルを斜め上に引っ張り10秒間キープします。それを2回ほど繰り返します。痛みのある側だけを行いましょう。

2

肩が痛くないほうの手（この場合は左手）で、ペットボトルを横へ引っ張ります。肩が痛いほうの手が背骨に届いたら、その姿勢を10秒間キープします。

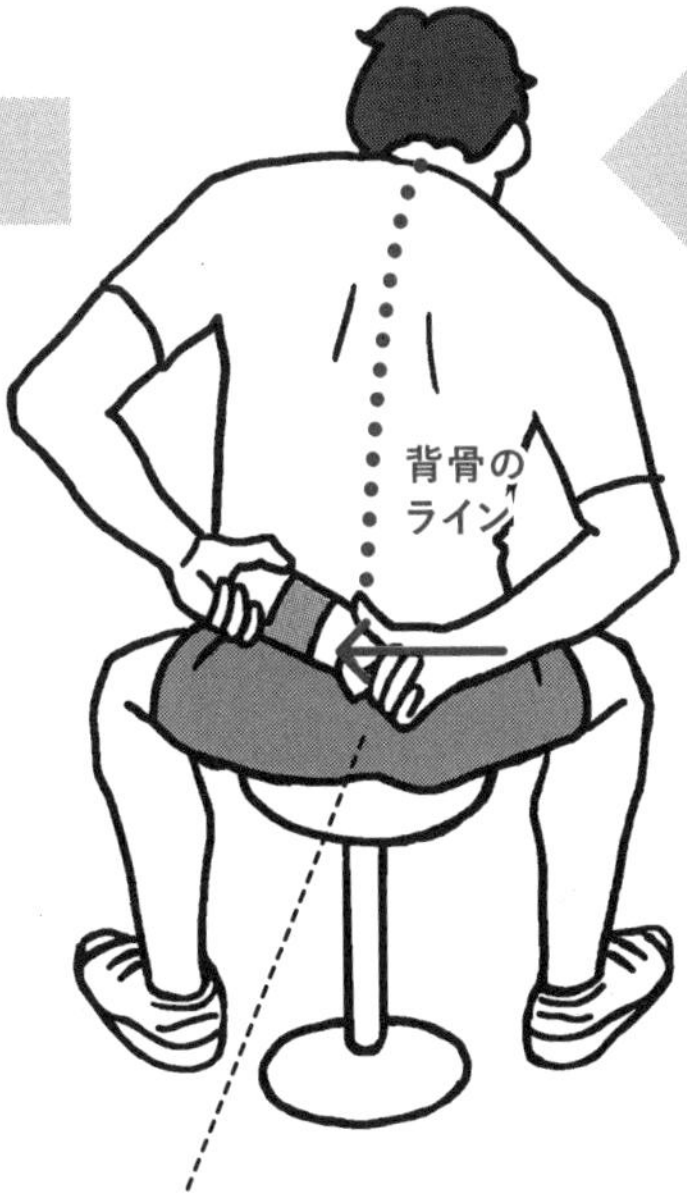

肩が痛いほうの手が背骨に届いたところで10秒間キープします。このとき、肩が痛くて背骨まで手が届かない人は、無理をせず、痛いと感じる手前で止めて10秒間キープしましょう。

3

続いて2の姿勢から左手でペットボトルを斜め上に引っ張ります。痛くなる手前で止め、その姿勢を10秒間キープし、ゆっくり元に戻します。

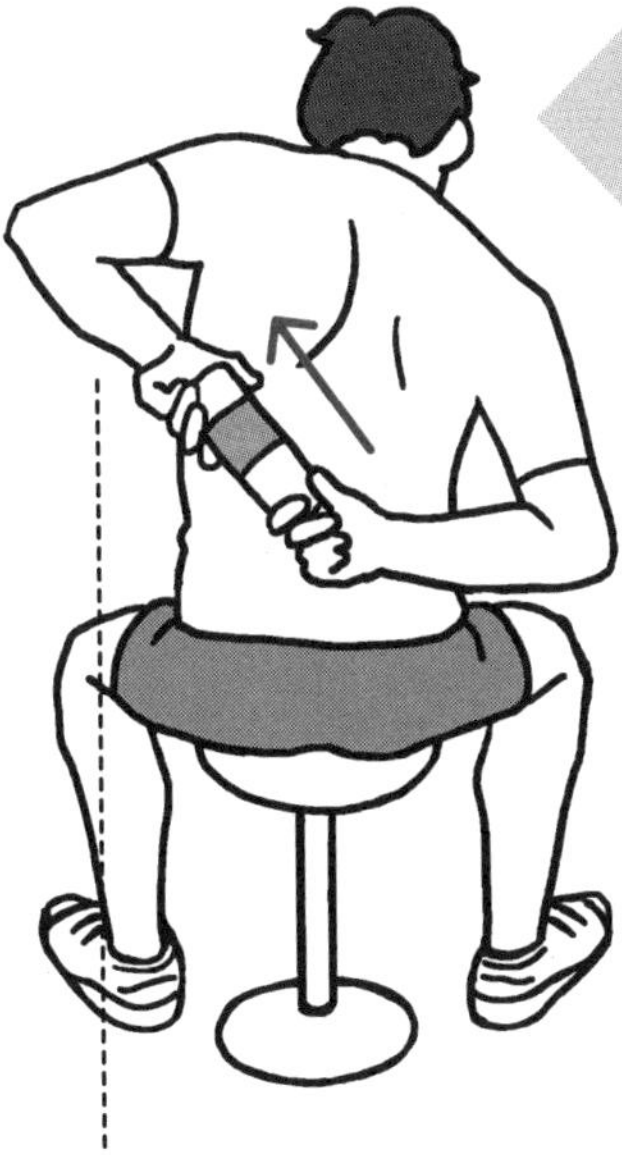

続いて引っ張るほうの肘を上げて、ペットボトルを斜め上に引っ張りあげます。痛いと感じる手前で止めるのがポイントです。

POINT

ペットボトルの代わりにタオルを使ってもOKです。3がつらいという人は、1、2の動作だけでもかまいません。また、続けているうちにペットボトルなしでも両手がつかめるようになった人は、ペットボトルなしで同じ動作を行ってみましょう。

症状別の肩トレ 6

腱板断裂のリハビリになる「逆さ挙上《きょじょう》ストレッチ」

肩まわりの筋肉に負担をかけず、腱板断裂のリハビリができる1分肩トレです。腕を上へ伸ばす動きは肩の筋肉に大きな負担がかかりますが、腕を下へ伸ばす動きをすることで、肩に負担をかけず、腕を上げるのと同じ肩のストレッチ効果が期待できます。

1

肩幅くらいに足を開いて立ち、頭を下げて、肩が痛いほうの腕を床に向けておきます。反対側の手はテーブルに置くか、イスの背もたれをつかんで準備します。

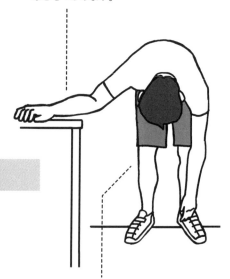

反対側の手は、テーブルの上に置くかイスの背もたれなどをつかみます。
膝を伸ばしたまま行うと腰に痛みを感じる場合もあるので、膝を軽く曲げてください。

やり方

頭を下げて腕を床に向けて伸ばすことで、身体に対しては腕を上げた状態と同じになります。腕を下に伸ばし、その姿勢を10秒間キープし、それを4回ほど繰り返します。痛みのある側だけ行いましょう。

POINT

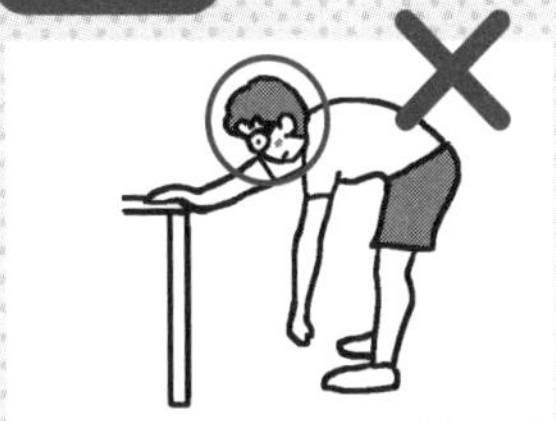

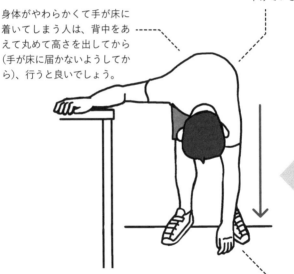

頭を起こしたままで行うと、肩へのストレッチ効果が半減してしまいます。頭をしっかり下げて行いましょう。

2

肩の力を抜いて、腕をゆっくり床のほうへ伸ばします。そのとき、無理に伸ばそうとはせず、重力で自然に伸ばすという感じです。

腕の動きに合わせて、上半身を前に傾け、頭を下げていきます。

身体がやわらかくて手が床に着いてしまう人は、背中をあえて丸めて高さを出してから(手が床に届かないようしてから)、行うと良いでしょう。

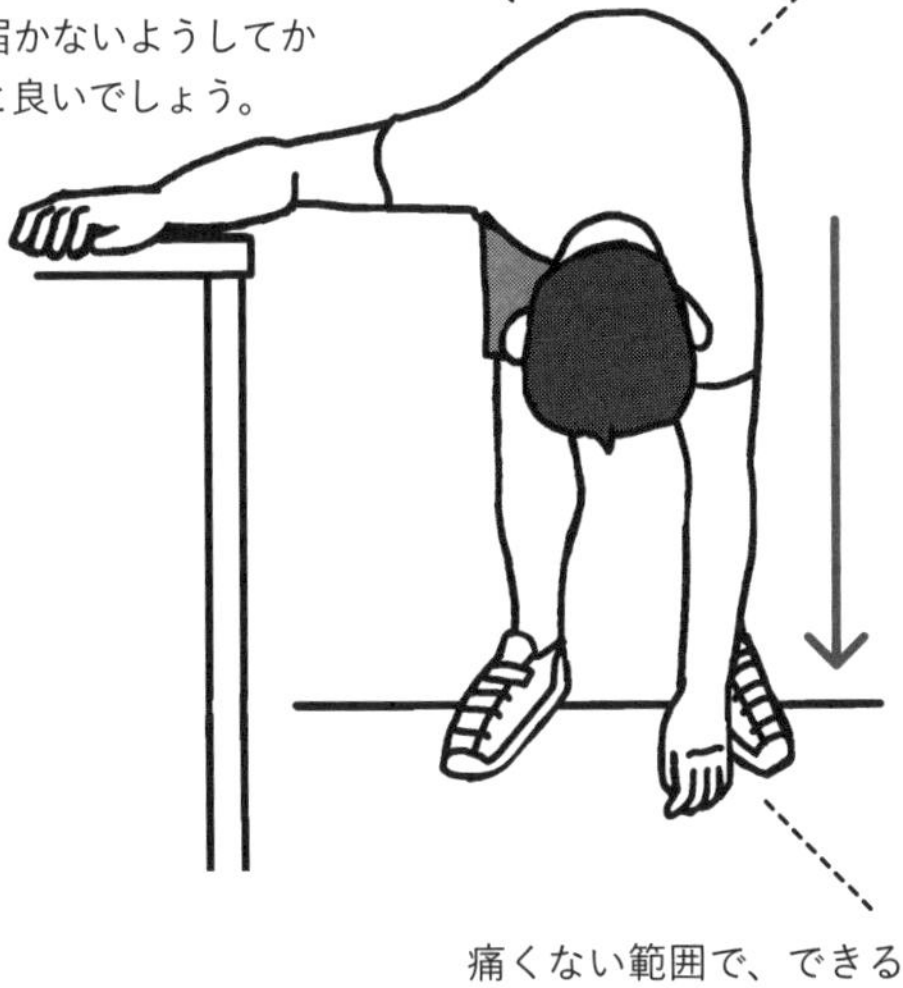

痛くない範囲で、できるだけ腕を下に伸ばして10秒間キープ。戻すときもゆっくり行いましょう。

【 第3章の参考文献 】

p082　(1)　筒井廣明 et al.「肩関節不安定症に対する腱板機能訓練」.『肩関節 16, 140–145』(1992)

p082　(2)　上里 元 et al.「腱板損傷に対する『Cuff-Y exercise』の適応」.『肩関節 17, 52–57』(1993)

p083　(3)　Reinold, M. M. et al. Electromyographic analysis of the rotator cuff and deltoid musculature during common shoulder external rotation exercises. J. Orthop. Sports Phys. Ther. 34, 385–394 (2004)

p083　(4)　Alizadehkhaiyat, O., Hawkes, D. H., Kemp, G. J. & Frostick, S. P. Electromyographic Analysis of the Shoulder Girdle Musculature During External Rotation Exercises. Orthop. J Sports Med. 3, 2325967115613988 (2015)

第4章

肩の痛みを改善する日常生活

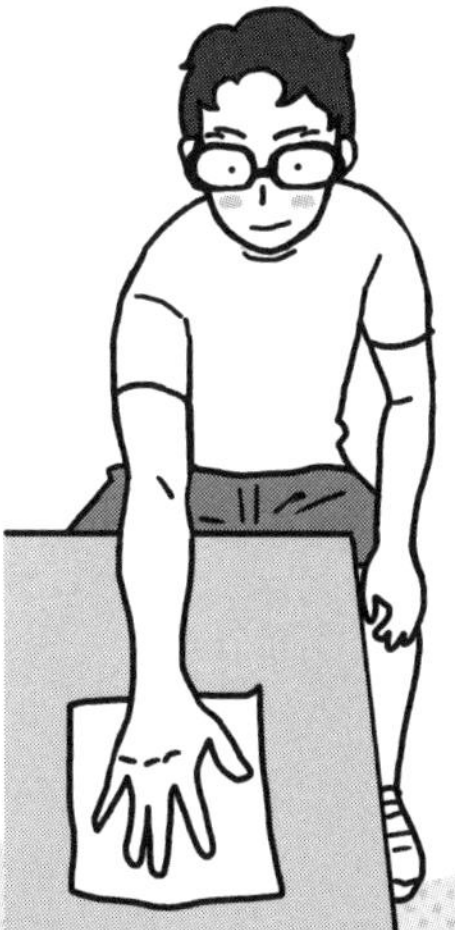

日常生活での肩こり改善ポイントは睡眠・姿勢・環境にあり

◉まずは睡眠こそが肩こり改善につながる

この章では、肩痛改善のために日常生活の中で心がけてほしいポイントをお伝えします。あなたにとって、病院での治療はわずかな時間でしかありません。ですから、それ以外の時間（日常生活）の過ごし方がとても大切なのです。

それでは、日常生活の中で注意していただきたいポイントを「肩こり→五十肩→腱《けん》板断裂《ばんだんれつ》」の順でご説明していきます。

まずは肩こりです。ここまでご説明したとおり、肩こりの原因は肩まわりの筋肉の緊張にあります。その点から、日常生活でやってはいけないことが浮かび上がってきます。それは**不規則な睡眠や寝不足など、睡眠をおろそかにすること**です。

筋肉を良いコンディションに保つためには、疲労を溜めないことが大切になります。その理由は、**疲労が溜まれば溜まるほど、筋肉の緊張がより高まるから**です。

東日本大震災後に被災地に居住する2059人を調査した研究(1)では、睡眠障害と肩こり（および首の痛み）は関連していて、さらに**睡眠障害の期間が長いほど、肩こりのリスクが高まっていた**と報告しています。

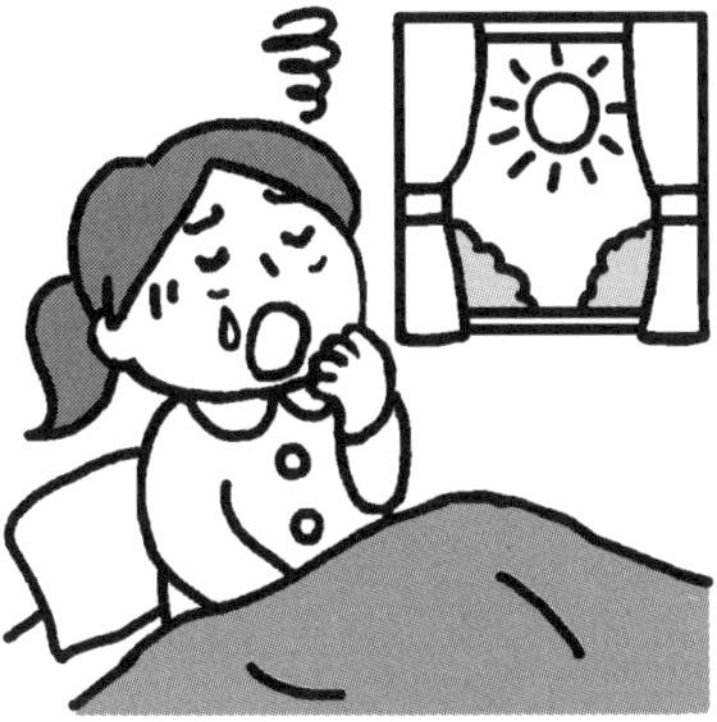

睡眠に関して医学的に語りだすと、それだけで1冊の本が書けてしまうので詳細は割愛しますが、心がけてほしいことは**就寝前にリラックスする習慣と起床時間を含めた規則正しい生活**です。

そこで、日々の生活で注意してほしい点が1つあります。それは就寝前のリラックスを妨げる運動です。実際、就寝1時間前を過ぎてから激しい運動をすると、睡眠の質や時間に悪影響をおよぼす可能性が指摘(2)されています。とくに気をつけたいのが就寝1時間前を過ぎてからの筋トレです。中でも腹筋運動やスクワットは、鍛える筋肉が大きいためにエネルギー消費量も多く、その後の睡眠に悪影響をおよぼすので避けてください。

また、ジョギングやランニングなどの心拍数が上がる運動も、就寝1時間前以降は不適切な運動と考えてください。

就寝1時間前以降に運動をするなら、3章の1分肩トレのように**肩が痛くならない運動で、動きがゆったりしていて、力を入れずにできて、がんばりすぎないタイプの体操**がおすすめです。

●巻き肩と猫背で肩こりは悪化する

肩こりを改善するためには、**姿勢についても日々の生活で注意**してください。姿勢が悪くなると、過剰に緊張した筋肉や逆に伸び切ってゆるんだ筋肉が出てくるなど、筋肉のバランスが崩れてしまいます。

その結果、筋肉のコンディションが悪くなり、肩こりを引き起こすのです。

筋肉のバランスが崩れる典型的な姿勢が「巻き肩」と「猫背」です。

巻き肩は、肩が前に巻き込んでいるように見える姿勢で、猫背は横から見て背中が丸まった姿勢のことです（下のイラスト）。

いずれにしても、巻き肩や猫背になると**肩甲骨周囲筋が伸びてしまい**、それが肩こりを発症・悪化させる原因になってしまいます。

皆さんご存じのストレッチは、筋肉を伸ばすことを目的としていますが、じつは**ストレッチが筋力を低下させる**というデータ(3)が示されています。

また、肩こりがある人は、肩甲骨周囲筋の中でも重要な、僧帽筋の筋力が低下しているとの報告(4)があります。そして、筋力が低下すると、その筋肉は硬くなってくるということも指摘されてい

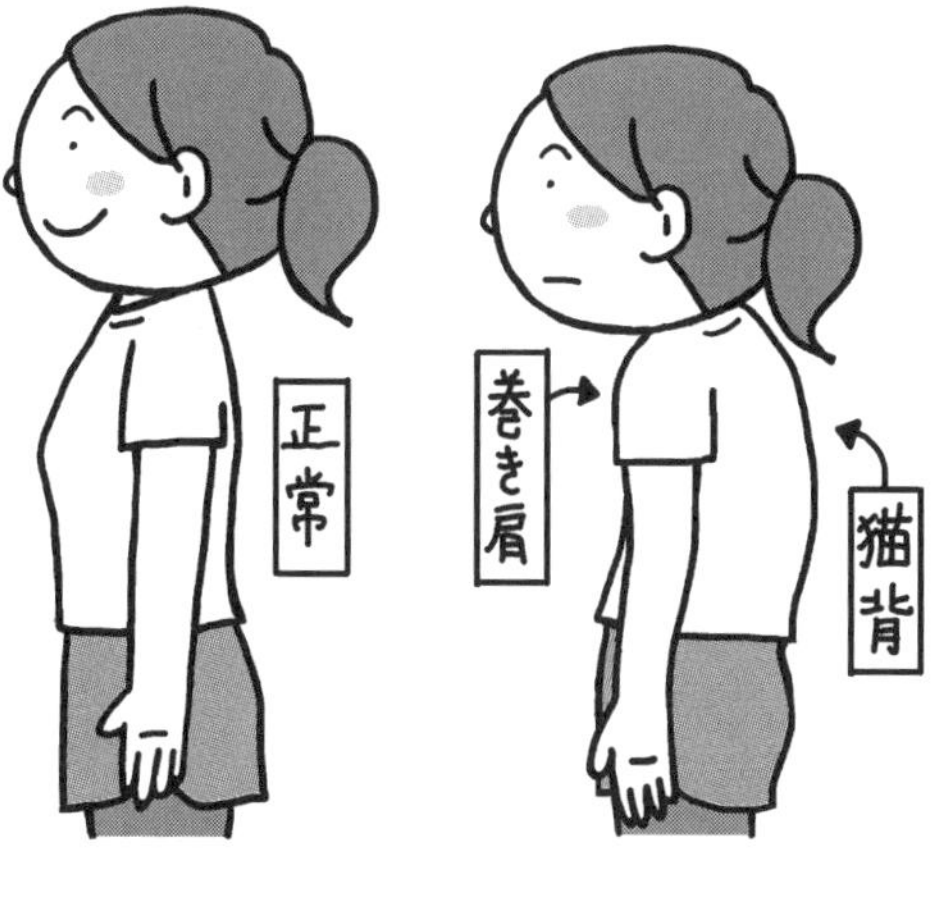

ます(5)。つまり、**巻き肩や猫背の姿勢になると肩甲骨周囲筋が伸び、筋力が低下することで硬くなり、肩こりを発症・悪化させる**のです。

だからこそ、巻き肩や猫背を改めることが必要ですし、肩甲骨周囲筋を単にストレッチするのではなく、「使う」「刺激を与える」という方向性の体操を行うことが大切なのです。3章の1分肩トレには、それらの要素を盛り込みましたので、ぜひ試してください。

◉肩こりが改善できる「環境」とは？

姿勢を改善するキーワードが「意識」と「環境」です。

第一に、意識さえすれば、ほとんどの人は姿勢が良くなるからです。ほとんどの人は「背中が丸くなっているよ！」と指摘されれば、背中がぴんと伸びた良い姿勢に戻すことができるからです。背中が丸まっていないか、ときどき自分でチェックすることを習慣化しましょう。ただし、意識しても姿勢が変わらない人は、何かほかに原因がある可能性が考えられるので、整形外科への受診をおすすめします。

とはいえ四六時中、良い姿勢を意識し続けるのは大変ですよね。そこで、姿勢を悪くさせない「環境」を整えることが大切になってきます。

よくある例として、デスクワークで手元の作業に集中して背中がどんどん丸まって猫背になってしまう人がいます。

その原因は、目線より低い位置にパソコンのモニターが置いてあったり、イスが必要以上に低かったりといった、机とイスの高さが合っていないことが考えられます。

ですから、目線の高さまでパソコンのモニターを上げたり、机とイスの高さを調整するなど**作業時の環境を整えることが大切**なので

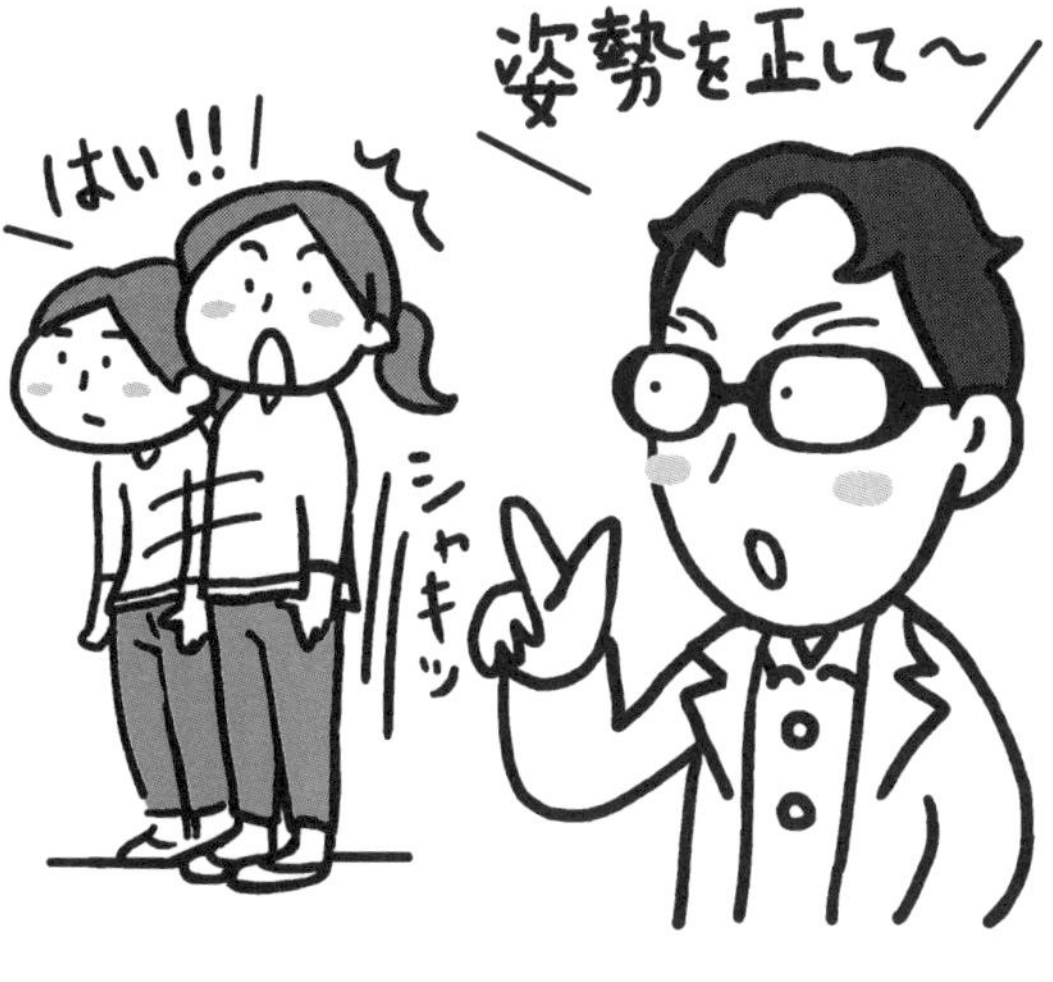

す（p154もご覧ください）。

そうすればとくに意識しなくても姿勢は良くなり、肩こりが改善されるはずです。

また、日々の環境を整えるという点では、**使用するカバン**についても注意してほしい点があります。

カバンには主に手で持つタイプ、片側の肩にかけるタイプ、両肩で背負うタイプなどがありますが、とくに片側の肩にかけるタイプは注意が必要です。

肩こりの典型的な原因として、**僧帽筋が硬くなること**(6)が挙げられますが、**片側の肩にかけるタイプのカバンは、僧帽筋を直接圧迫する**だけではなく、カバンが肩から落ちないよう肩を少し上げた状態を強いられます。

その結果、僧帽筋がどんどん緊張し硬くなるので、肩こりの改善を願うならこのタイプのカバンはできれば避けてください。

カバンについては、第1に**カバン自体や入れる荷物が軽いこと**。第2に身体にフィットしたリュックタイプなど、**肩に力を入れずに持ち続けられるものであること**。第3に**片方の肩ばかりに負荷が集中しないようにすること**がポイントです。

第4章　肩こり対策のまとめ

- 疲労が溜まるほど筋肉が緊張し、肩こりが悪化する。
- 不規則な睡眠や寝不足を改善し、起床時間も含めて規則正しい生活を心がける。
- 就寝前に運動するなら、1分肩トレのようにゆったりとした、がんばりすぎない体操を行う。
- 巻き肩や猫背は肩こりを発症・悪化させる原因になるので、正しい姿勢を意識すること。
- 姿勢を改善するためにパソコンモニターの位置など作業時の環境を整えること。
- カバンは軽量で、肩に負担がかからないものであること。入れる荷物もできるだけ軽くすること。

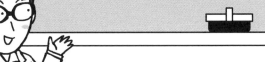

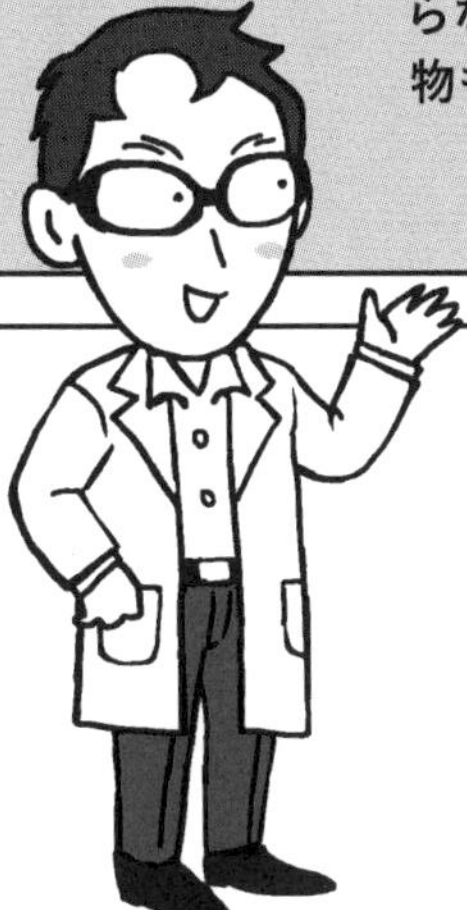

安静にする？ 動かす？ 五十肩対策の正解は翌日の痛みをチェックすること

◉なぜ医師によってアドバイスが違うのか？

五十肩については、医師や治療家などの専門家の間でも知見や知識が整理されていないのが現状です。そのせいで肩に悪い生活を送っている人も多いようです。

ここで、よくあるケースをご紹介しましょう。

肩が上がらないので、Aという整形外科を受診したところ、五十肩と診断され「**痛いうちは炎症期だから、肩を動かしてはいけないですよ**」と医師からアドバイスされました。

あなたはどうしますか？　医師からいわれたのだから、肩をできるだけ動かさないようにしますよね。

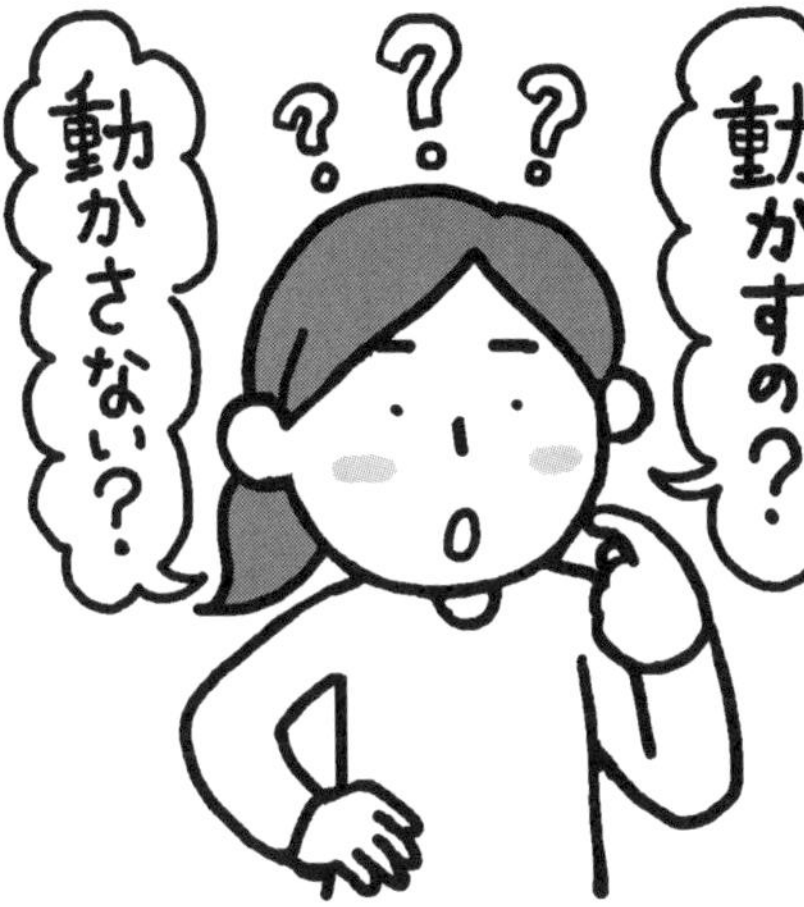

でも、一向に良くならないので別のBという整形外科を受診してみました。

すると、今度はB整形外科の医師に「**動かさないとどんどん硬くなるから、痛くても肩を動かして**」と逆のアドバイスをされたのです。

そんなことがある？……と思われるでしょうが、じつは日本中で起きていることです。

なぜそのようなことが起こるかというと、どちらのアドバイスにも一理あるからです。

五十肩は肩関節の周囲や関節包の炎症で痛みが出ているわけですから、動かさないほうが早く治りそうですよね。そういう意味で「痛いうちは炎症期だから動かしてはいけない」は一理あります。

その一方で、五十肩は重症化すると凍結肩になってしまう可能性があるので、硬くならないためのセルフエクササイズ（体操）が大切です。

その意味で「動かさないとどんどん硬くなるから、痛くても動かして」というアドバイスも一理あるのです。

◉「動かさない」と「動かす」の間に答えがある

五十肩の痛みの原因は炎症ですから、**肩を動かしすぎれば炎症が悪化し痛みが増すのは当然**です。実際、強い痛みを無理に我慢しない範囲でとどめるエクササイズのほうが、痛みを我慢して行う強いエクササイズより効果的であったと報告(7)されています。

それに対して、五十肩は炎症によって肩の関節包が硬くなっていくので、**肩をまったく動かさなければさらに硬くなるのも当然**です。２０２２年の報告(8)でも、セルフエクササイズは五十肩の痛みや可動域の改善に効果的であることが示されています。

では、「動かさないほうがいい」のか「動かしたほうがいい」のか……。

私からすると、どちらのアドバイスも極端なことに問題があると考えています。つまり、どちらか一方が正解ではなく、**動かさない（炎症対策）と動かす（硬化の対策）の間に答えがある**のです。

そこで私は、五十肩の患者さんには「**エクササイズを行った翌日の肩の痛みをチェックしてください**」と伝えています。セルフエクササイズでどれくらい肩を動かせばいいのか、それを判断するための目安になるからです。

ただし、痛みというのはあくまで自覚症状なので、どの程度の痛みなのかをご自身で判断するのはとても難しいと思います。そうしたとき、少なくとも歯を食いしばって痛みを我慢するような動かし方は避けるべきでしょう。

私は、五十肩（凍結肩）と診断した患者さんに対しては、「少々の痛みであれば、許容しながら毎日セルフエクササイズをしてください」。そして、「前日と比べて痛みが増していなければ続けて大丈夫です。もしも翌日に痛みが増しているようなら、それはやりすぎだと認識してください」というアドバイスをしています。

ただし、私が直接診察をしていない読者の皆さまへは、少し安全性を高めて、「**3章の1分肩トレは、できるだけ痛みを感じない範囲で行ってください。翌日に痛みが**

増していたら、それはやりすぎだと認識してください」とアドバイスしたいと思います。

そして、もしもやりすぎで翌日に痛みが増したときは、1分肩トレを完全にやめるのではなく、1分だったところを30秒に減らすなど時間を短縮したり、痛みが増さない範囲の強さで行うことをおすすめします。

肩の状態を改善していくためには、1分間肩トレを日によって「やったり、やらなかったり」ではなく、肩の痛みを指標にして、時間や強度を調整しながら毎日継続することが大切です。

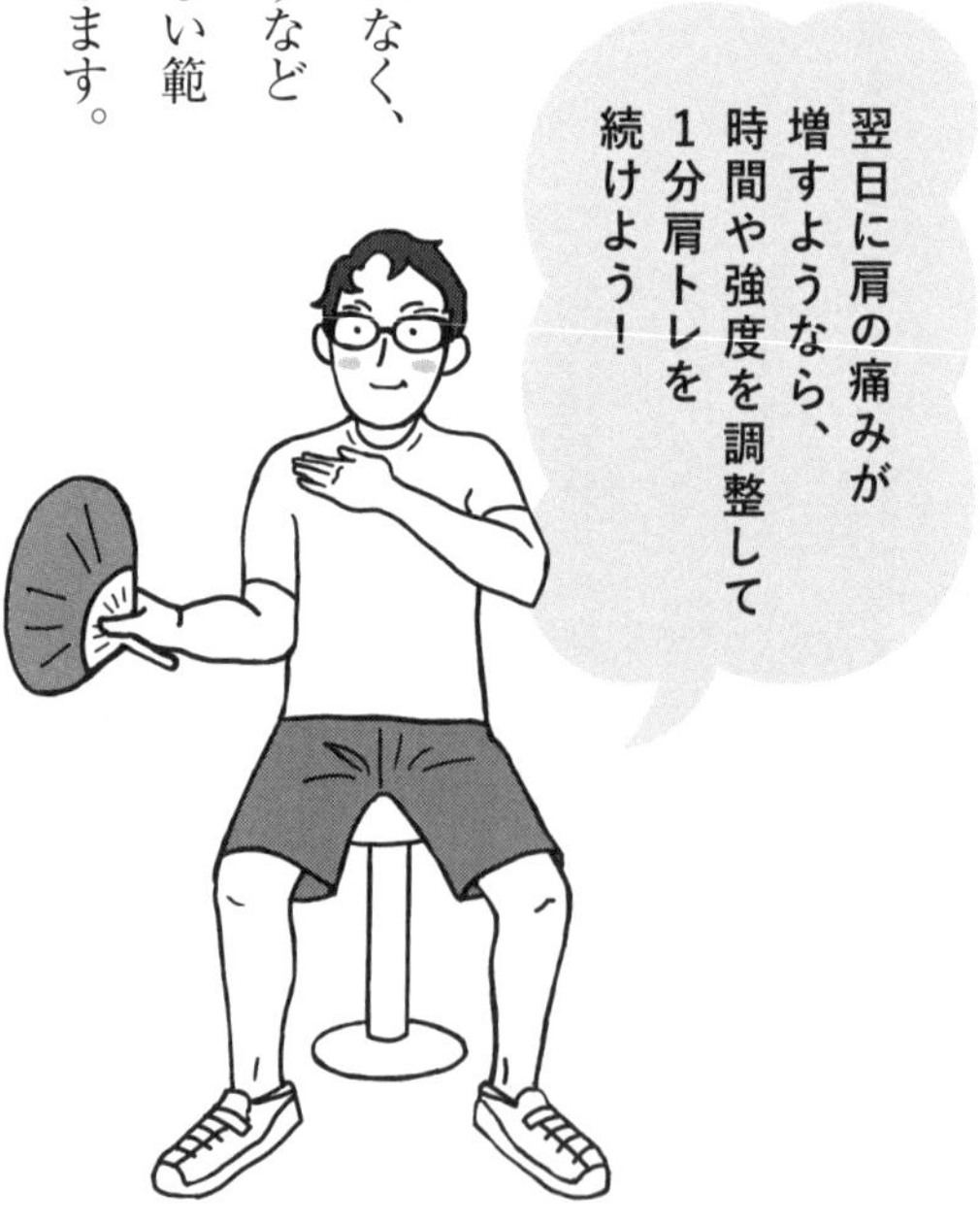
翌日に肩の痛みが
増すようなら、
時間や強度を調整して
1分肩トレを
続けよう！

◉1日で耐えられる痛みには限界がある

ここまで「安静にするか・動かすか」についてご説明しましたが、言い換えると「**セルフエクササイズ（リハビリ）と痛みのバランス**」の話でした。このバランスに関して、私が立てたある仮説をご紹介します。

その仮説とは「**身体が1日の中で耐えうる肩の痛みには限界がある**」というものです。つまり、限界を超えて動かしてしまうと超えた分の痛みが翌日に残り、痛みが増え続けてしまうのです。これでは五十肩が良くなるどころか悪化するばかりです。

ですので、先ほどお伝えした翌日の痛みチェックがとても大切です。

まずは「1日で耐えうる痛みには

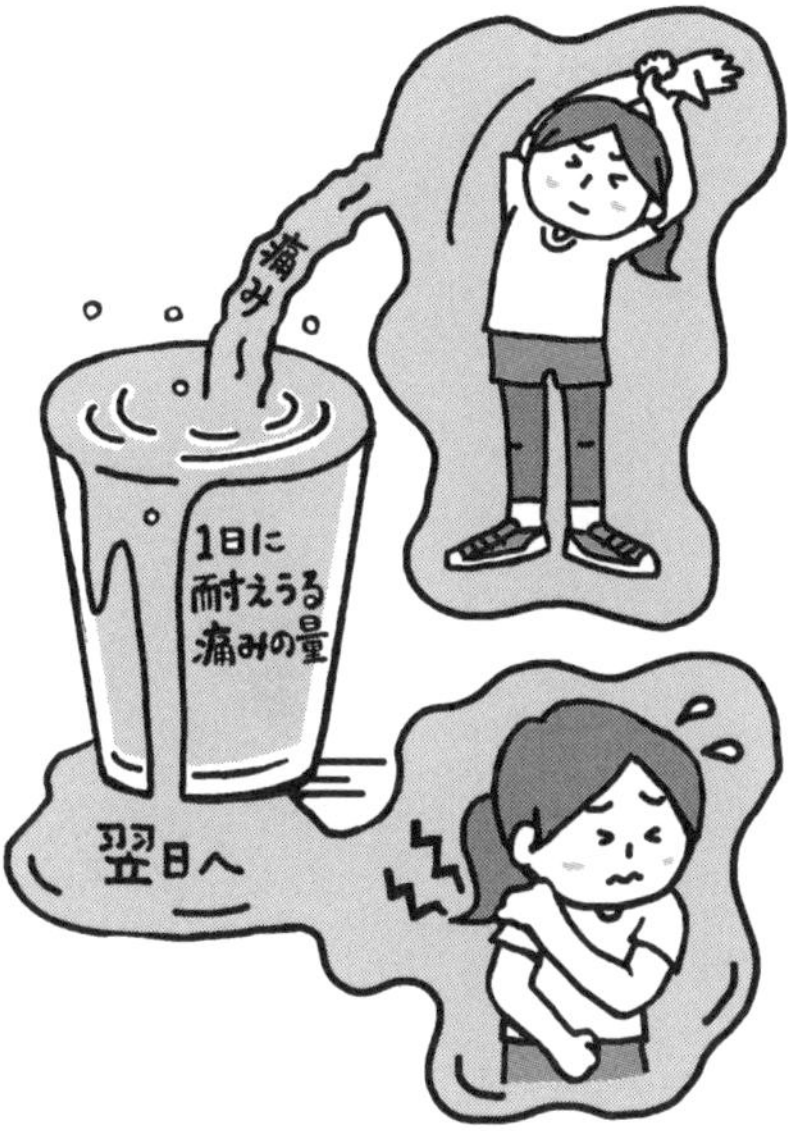

限界がある」と考え、翌日に肩の痛みが増しているようなら、セルフエクササイズの量を調整するとともに、生活の改善を優先して考えてください。

そのとき大切になるのが、3章の1分肩トレや医師にすすめられた体操などの**セルフエクササイズを実施する以外の時間で、痛みを感じないように生活すること**です。

先ほど五十肩の患者さんに「少々の痛みであれば、許容しながら毎日セルフエクササイズをしてください」とお伝えしていると述べたように、セルフエクササイズは多少の痛みを感じる中で行っています。

ですから、それ以外の時間では痛みを感じないように生活してほしいのです。

◉セルフエクササイズが痛みの把握に役立つ

「**五十肩は痛みを我慢しても普段から動いたほうがいい**」と考えている人も多いようですが、それは間違いです。そのがんばり（我慢）は、セルフエクササイズの時間に使うようにしましょう。

セルフエクササイズは、**肩の痛みを改善するために考えられた動作**を行います。

たとえば3章の1分肩トレは、改善したい部分へ集中的にコントロールされた刺激を加える動作です。

それに対して、日常生活の中では肩の状況などはお構いなしに、強めの負荷や複雑な動きが肩に加わってしまうのです。

つまり、**日々の生活で積極的に肩を動かしても肩の痛みの改善にはつながらないどころか、悪化の原因にもなり得るのです。**

２０１５年の報告(9)では、片手で重い物を持ち上げたり、腕が肩の高さより高い位置で作業をするなどが肩痛

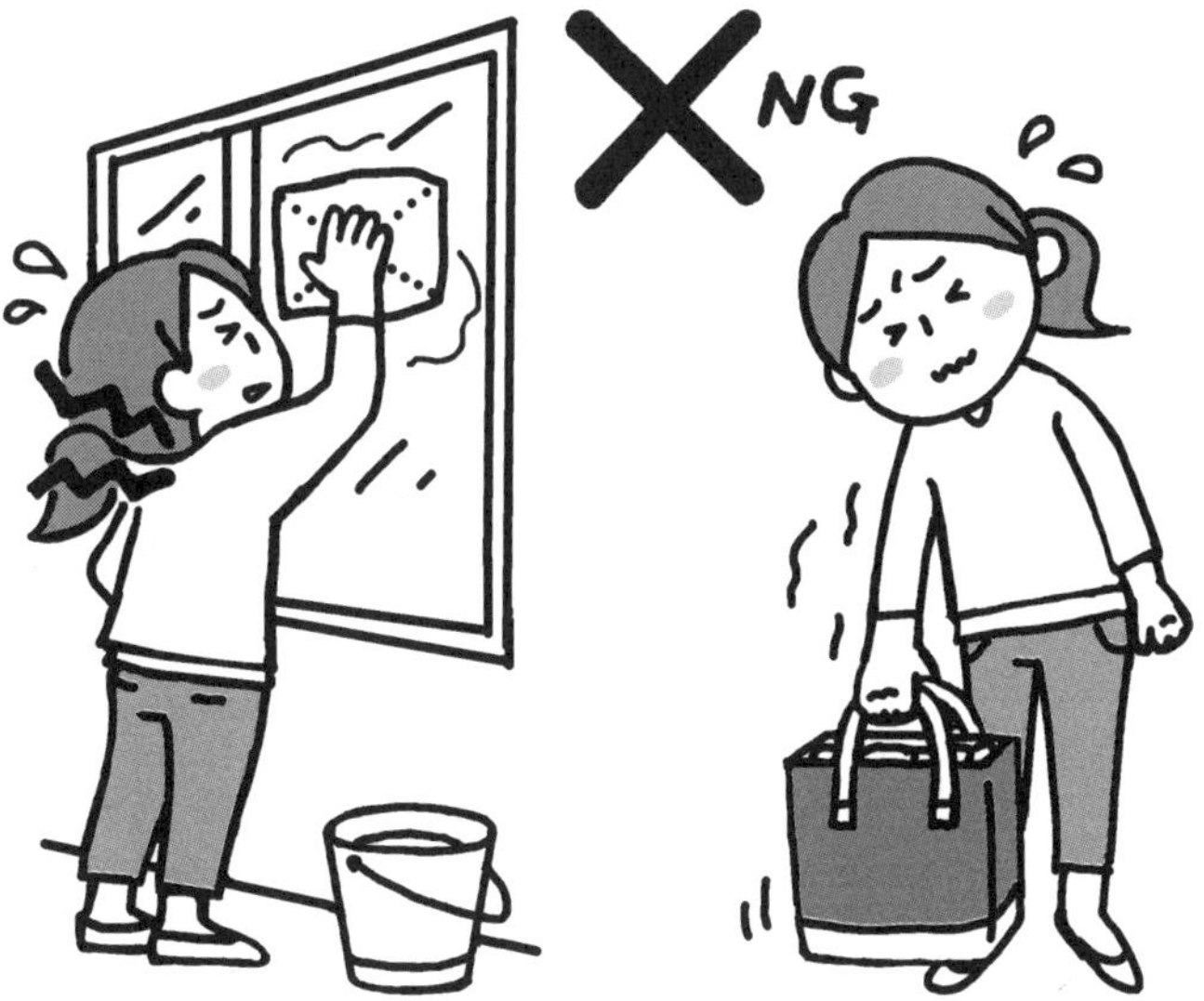

（五十肩）のリスクであることが示されています。

ですから普段の生活では、できるだけ痛みを感じないように工夫してほしいのです。そのためには、**自分がどのような動きをすると、どのような痛みを感じるかを把握しておくことが大切**です。

じつは、その痛みの把握には、セルフエクササイズが役に立ちます。

毎日セルフエクササイズを続けていると、たとえば「これ以上、腕を右に持っていくと痛みが走るな」といったことが具体的にわかるようになります。つまり、**セルフエクササイズで痛みを感じた動きを、普段の生活では避ければいい**わけです。

そういった意味でも、3章で紹介した1分肩トレや医師にすすめられたセルフエクササイズを、毎日続けるようにしましょう。

第4章 五十肩対策のまとめ

- できるだけ痛みを感じない範囲でセルフエクササイズ（1分肩トレ）を行うこと。
- 翌日に痛みが増しているようであれば、それはセルフエクササイズのやりすぎと考える。
- セルフエクササイズ（1分肩トレ）は「やったり・やらなかったり」ではなく、翌日の痛みを指標に時間や強度を調整しながら毎日継続すること。
- 1日の中で耐えうる痛みには限界があるので、日常生活の中では痛みを感じる動きをしないように心がける。
- 日々のセルフエクササイズ（1分肩トレ）で、どのような動きをすると、どんな痛みが出るのかを把握する。

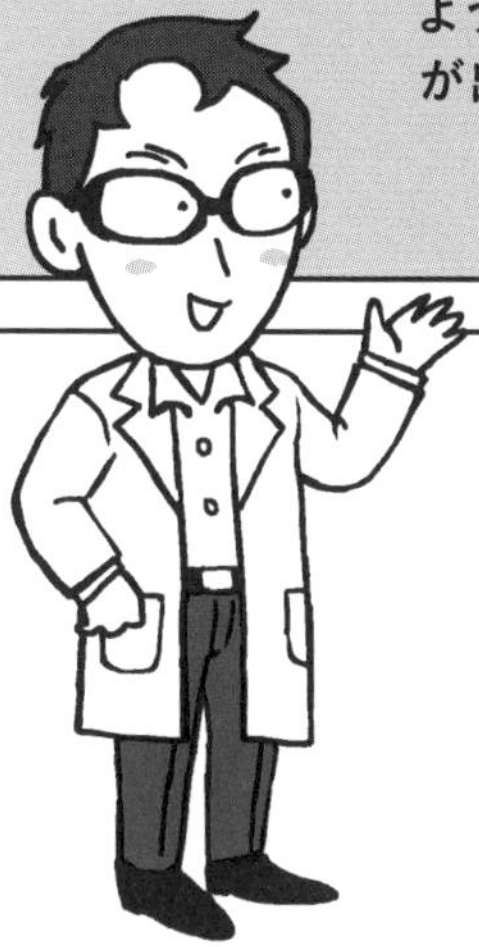

腱板断裂の人は筋トレ厳禁！夜間痛対策は寝る環境づくりを

◉アウターマッスルを鍛える筋トレは最悪

腱板断裂と診断された人が日々の生活でとくに注意してほしいことは、「**痛みがなくなった（もしくは弱まった）から治った」と勘違いして、治療をやめて放置してしまうこと**です。

2章でご説明したように、腱板断裂は自然治癒する可能性が極めて低い病気です。**肩の痛みが弱まったとしても、病院で診察を受けて肩の状態を確認してください。**

そのとき、肩を専門にしている整形外科医での診察を受けていただくことが大切です。なぜなら、肩の専門ではない病院でレントゲン検査をして「五十肩です」と診断されたのに、じつは腱板断裂だったというケースや、ＭＲＩ検査をして「腱板断裂です。手術しますか？」といわれた患者さんが、じつは腱板断裂はなく手術が必要なかったというケースも少なくないからです。

また、**腱板断裂の人が日々の生活で注意してほしいのが筋トレ**です。

腱板断裂を悪化させる原因の1つに、アウターマッスル（表層筋）とインナーマッスル（深層筋）のバランスが崩れることが考えられています。患者さんの中には、腱板断裂と診断されて「肩まわりの筋肉を強化すれば良くなるぞ」と思い筋トレをする人がいます。ですが、**筋トレで肩まわりのアウターマッスルを鍛えるのは最悪**です。それは逆効果でしかありません。

筋トレで肩まわりのアウターマッスルをどんどん鍛えてしてしまうと、インナーマッスルとのバランスが崩れてしまい、腱板が悲鳴をあげてしまうのです。

だからこそ、3章で紹介した**インナーマッスルに狙いをさだめた「うちわあおぎ」などの1分肩トレが有効**なのです。

私の外来には、重いバーベルを持ち上げるベンチプレスなどで肩（腱板）を傷めてしまった患者さんが毎週のようにいらっしゃいます。実際、ベンチプレス以外にも「サイドレイズ、懸垂《けんすい》、腕立て伏せ」などの筋トレで肩を痛めた患者さんがとても多いと感じています。

それを踏まえた私の持論は、**腱板断裂の人が健康のために筋トレを行うのであれば、「鍛えるのは体幹と下半身だけにすべし」**というものです。

ただし、この話にはまだエビデンスがないので、私の持論とさせていただいています。

とはいえ、重労働や力仕事の人は腱板断裂の穴の拡大リスクが高いこと(10)

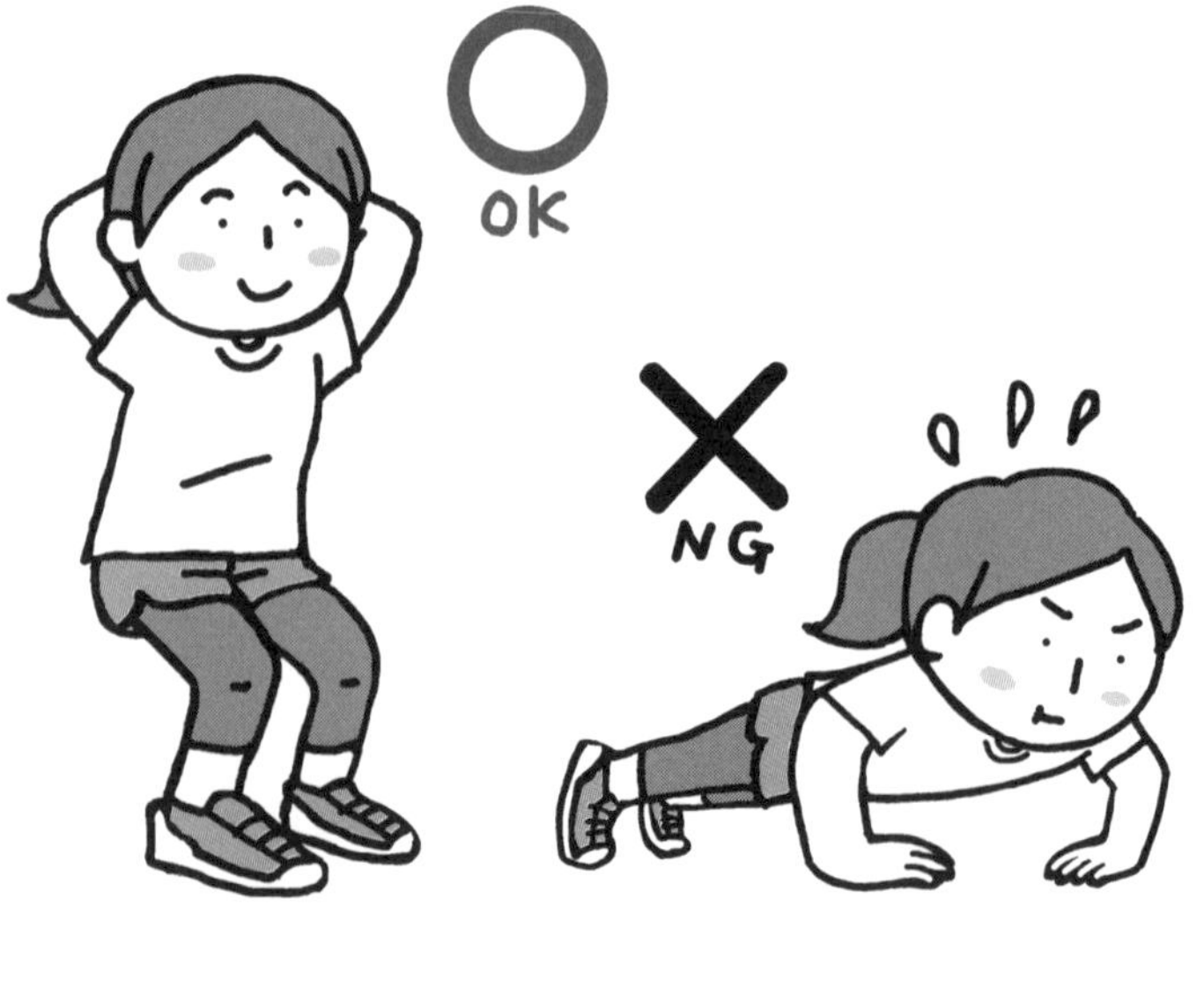

が示されていますので、「普段からアウターマッスルを鍛えている人ほど、危険かもしれない」という仮説は立てられるわけです。

◉夜間痛対策をとにかく大切に

この章の最後に、多くの人がお悩みの夜間痛にどう対処していけばいいのかをご説明します。これは腱板断裂に限らず五十肩にも共通する話になります。

腱板断裂や五十肩の人は、炎症がある時期にしばしば眠れないほどの夜間痛が起こります。そして、それが続くと毎日寝不足になり体調を崩しかねません。

ですので、夜間痛対策をしっかりとることがとても大切です。肩こりのページでもご説明しましたが、**「夜、しっかり眠れること」をとにかく大切にしてください。**

夜間痛があるときは決して我慢せず、消炎鎮痛剤（内服薬）を使ったり、それでも**痛みが治まらないときは注射をする**という選択肢も考えましょう。そのとき、薬には副作用があるので主治医とよく相談してください。

注射の中でも効果的なのがステロイドに分類される薬になりますが、腱板断裂に対してステロイド注射をする場合は注意が必要です。2019年の研究(11)によると、腱板断裂の手術を受ける前の1年間にステロイド注射を2回以上受けていた場合、再断裂してしまうリスクが高まることが示されています。

つまり、ステロイド注射をたくさん打ってしまうと、腱板自体がもろくなってしまう可能性があるので、腱板断裂した部分に打つステロイド注射は、できれば1年に1回にとどめてください。

◉クッションを使って夜間痛対策をとる

また、**自分でできる夜間痛対策としては寝る前の環境づくりがとても大切**です。そのポイントは次の3つになります。

1つめのポイントは**身体のまわりにクッションを置いて、寝返りが打てないようにしてから寝ること**です。なぜかというと、痛いほうの肩を下にして寝ると夜間痛が強まるからで、就寝中は無意識に寝返りを打つこともあるため、それを防ぐためにクッションを置くのです。

たとえば左肩が痛い場合は、下のイラストのように左腕の下にクッションを置いて、左肩が下になるような寝返りを防ぎます。また、横向きに寝るのが好きという人には、左肩が下になる寝返りを防ぐために背中側にクッションを置くようにします。

２つめのポイントは、痛い側の肘《ひじ》の位置です。横向きやあおむけで寝ていると、肘が背中側に入った姿勢になってしまうことがあります。

これは肩にとって負担がかかる姿勢で夜間痛が増す原因となります。ですから、**横向きで寝るときはクッションを抱えたり、あおむけで寝るときは前述のように肩が痛いほうの腕の下に、クッションを置く**のがおすすめです。

３つめは平らなベッド（布団）で寝るよりも、**身体**

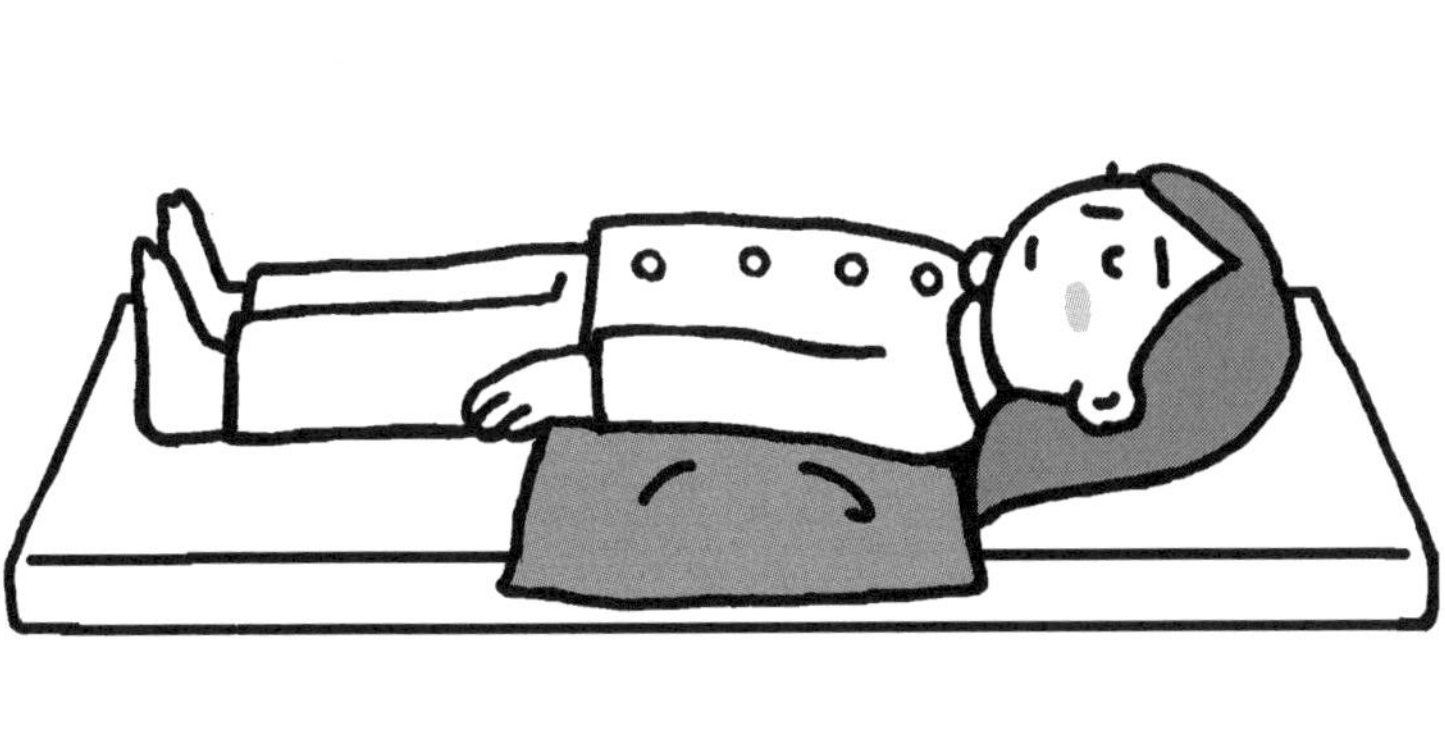

を少し起こして寝ると痛みが出にくいということです。夜間痛があるときは、下のイラストのように背中の下に大きめのクッションを置いて、上体を少し起こして寝ることをおすすめします。

身体を少し起こすには、あおむけで寝ることが前提になりますが、横向きやうつ伏せで寝るよりも、あおむけのほうが肩の中の圧力が下がるというデータが示されています⑿。肩の中の圧力とは、肩峰《けんぼう》下腔《かくう》と呼ばれる肩上部のスペースにかかる圧力のことで、炎症や姿勢の変化によってその圧力は高まります。

じつは肩の中の圧力が高まることも夜間痛の原因の1つと考えられていますので、**夜間痛対策としてあおむけで寝ること**もおすすめです。

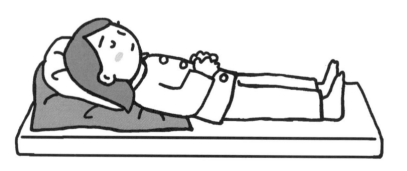

第4章 腱板断裂対策のまとめ

- 痛みがなくなった（弱まった）としても、放置せずに病院で肩の状態を確認すること。
- 肩まわりのアウターマッスルを鍛える筋トレは、腱板断裂を悪化させるので厳禁。
- 夜間痛でつらいときは、消炎鎮痛剤（飲み薬）の服用をためらわないように。
- ステロイド注射は効果が期待できるが、その使用は1年1回にとどめよう。
- 痛いほうの肩を下にして寝ると夜間痛が強まるので、クッションを使って寝返りが打てないようにすること。
- 身体を少し起こして寝ると痛みが出にくいので、クッションを利用して上体を少し起こしてあおむけで寝るのがおすすめ。

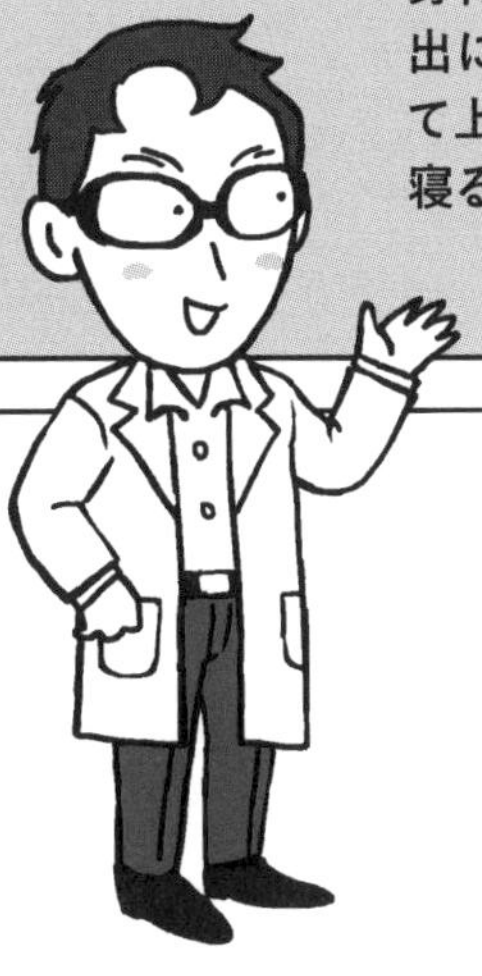

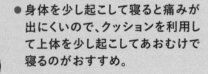

【 第4章の参考文献 】

p113　(1) Yabe, Y. et al. Sleep disturbance is associated with neck pain: a 3-year longitudinal study after the Great East Japan Earthquake. BMC Musculoskelet. Disord. 23, 459 (2022)

p114　(2) Stutz, J., Eiholzer, R. & Spengler, C. M. Effects of Evening Exercise on Sleep in Healthy Participants: A Systematic Review and Meta-Analysis. Sports Med. 49, 269–287 (2019)

p115　(3) Rubini, E. C., Costa, A. L. L. & Gomes, P. S. C. The effects of stretching on strength performance. Sports Med. 37, 213–224 (2007)

p115　(4) Wang, D. M., Li, C., Hatchard, N., Chang Chien, G. C. & Alm, J. Lower trapezius muscle function in people with and without shoulder and neck pain: a systematic review. J Osteopath Med 123, 73–89 (2023)

p116　(5) Bhimani, R., Punjani, B. & Peden-McAlpine, C. Understanding Clinical Characteristics of Muscle Weakness. J. Neurosci. Nurs. 53, 69–74 (2021)

p118　(6) 矢吹省司.「肩こりの病態--対照群との比較を中心に」.『臨床整形外科 42, 413–417』(2007)

p122　(7) Mertens, M. G., Meert, L., Struyf, F., Schwank, A. & Meeus, M. Exercise Therapy Is Effective for Improvement in Range of Motion, Function, and Pain in Patients With Frozen Shoulder: A Systematic Review and Meta-analysis. Arch. Phys. Med. Rehabil. 103, 998–1012.e14 (2022)

p122　(8) Diercks, R. L. & Stevens, M. Gentle thawing of the frozen shoulder: a prospective study of supervised neglect versus intensive physical therapy in seventy-seven patients with frozen shoulder syndrome followed up for two years. J. Shoulder Elbow Surg. 13, 499–502 (2004)

p127　(9) Linaker, C. H. & Walker-Bone, K. Shoulder disorders and occupation. Best Pract. Res. Clin. Rheumatol. 29, 405–423 (2015)

p132　(10) Ko, S. H., Na, S. C. & Kim, M. S. Risk factors of tear progression in symptomatic small to medium-sized full-thickness rotator cuff tear: relationship between occupation ratio of supraspinatus and work level. J. Shoulder Elbow Surg. 32, 565–572 (2023)

p134　(11) Desai, V. S. et al. Increasing Numbers of Shoulder Corticosteroid Injections Within a Year Preoperatively May Be Associated With a Higher Rate of Subsequent Revision Rotator Cuff Surgery. Arthroscopy 35, 45–50 (2019)

p136　(12) Werner, C. M. L., Ossendorf, C., Meyer, D. C., Blumenthal, S. & Gerber, C. Subacromial pressures vary with simulated sleep positions. J. Shoulder Elbow Surg. 19, 989–993 (2010)

第5章

肩痛の疑問・悩みをQ&Aで解決

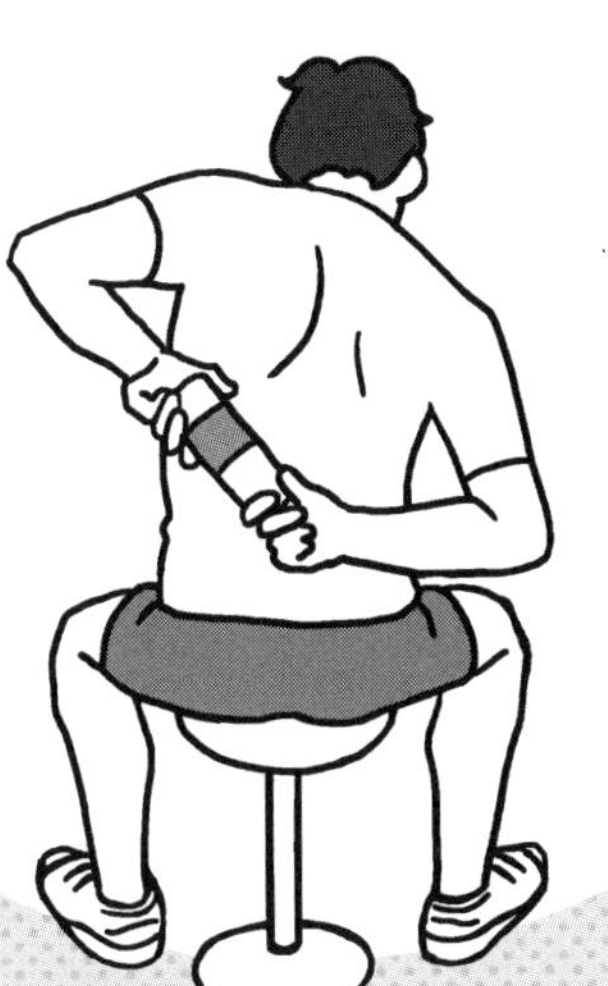

Q1 肩よりも首の左右がこって痛みます。肩こりと首こりは違うのでしょうか？

A 肩こりと首こりは基本的に同じものです。対処法も一緒です。

肩こりと首こりは基本的に同じものです。肩こりは首・背中・肩甲骨あたりの筋肉の問題であることがほとんどです。

そのゾーンにある痛みは、すべて肩こりということになりますので、首がこっている場合も肩こりに含まれます。

同じ症状なら対処法も基本的には一緒で、**肩甲骨をよく動かすことが大切**です。どの筋肉がこっているかは個人によって違いますので、診察する際は丁寧に診ていく必要があります。

ですが、統計的には本書でも示しているとおり、僧帽筋《そうぼうきん》が弱っている人が多いので、そこに刺激を加えることが基本的な対処法になります。

具体的には、3章の1分肩トレ「肩こりに効くうちわあおぎ」（P90）を行うといいでしょう。

Q 2 自律神経《じりつしんけい》と肩の痛みには関係がありますか？

A 副交感神経が優位だと血流が増し、肩にも良い影響があります。

肩こりは自律神経と関係があるということが、ある程度わかっています。自律神経失調症の患者さんの93％に首の痛みがあり、自律神経失調症以外のパーキンソン病や小脳変性症《しょうのうへんせいしょう》などの神経の病気の患者さんでは40％前後だったという研究論文(1)が出ています。ほかの病気よりも**自律神経失調症の人が圧倒的に多い**ことから、自律神経と肩こりの関連性は深いことがわかります。

自律神経は身体のあらゆるバランスを調節してくれています。交感神経《こうかんしんけい》が優位になれば血管が収縮し血流が減ります。そして、筋肉も緊張し肩こりにつながります。反対に副交感神経《ふくこうかんしんけい》が優位になれば、血管が開いて血流が良くなります。

また、副交感神経優位の場合は身体がリラックスするので、肩にも良い影響があるといえます。1日の中で**副交感神経優位になる時間（リラックスタイム）をつくることが重要**です。

Q 3

肩の痛みが強いときは冷やせばいいのですか？温めればいいのですか？また湿布は有効ですか？

A

気持ちいいと感じるほうを選びましょう。

アイシングも温熱療法も、じつはどちらも効果があります。私は「**患者さんが気持ちいいほう、楽になるほうを選んでください**」とお伝えしています。

肩こりや五十肩、腱板断裂《けんばんだんれつ》の場合、腫《は》れてしまうほどの炎症が起こることは珍しいので、冷やさなければいけないケースは少ないです。外傷がなければ血流を良くするために、温めることをおすすめします。

反対に、打撲や捻挫《ねんざ》をしている場合は温めると内出血が助長され、腫れがひどくなってしまうので冷やしてください。

湿布には消炎鎮痛剤《しょうえんちんつうざい》が塗ってあるので、それが皮膚から浸透して痛みが少し楽になったり、炎症が抑えられたりする効果が期待できます。冷湿布はメントールでヒヤッとした感じになり、温湿布はカプサイシンでポカポカした感じになります。

Q4 すぐに痛みをなんとかしたいとき飲み薬や塗り薬などおすすめの薬はありますか?

A 消炎鎮痛剤がよく使われます。五十肩や腱板断裂なら飲み薬、肩こりなら湿布や塗り薬でもいいでしょう。

痛み止めには、シンプルに痛み止めの効果のみの鎮痛剤と、炎症を抑える効果もある消炎鎮痛剤があります。

五十肩や腱板断裂は炎症が起こっているので、消炎鎮痛剤がよく使われます。湿布薬や塗り薬は表面から浸透するものなので、五十肩や腱板断裂のように肩の深いところ(肩関節)が問題になっている場合、飲み薬で内側から効かせたほうがいいでしょう。

反対に肩こりは浅い位置の筋肉から痛みが発生している可能性が高いので、湿布や塗り薬でも効果が感じやすいかもしれません。

また、最近では「**貼る飲み薬**」と呼ばれる薬が出てきています。血液中に浸透する薬で、胃を通らないメリット(つまり胃を荒らしにくい)があります。ただ、血液中に届くという意味では、内服薬と同様に副作用に注意する必要があります。

Q 5

肩が痛いときにおすすめの食べ物と控えたほうがいい食べ物はありますか？

A

治療効果まで期待してはいけませんが、抗炎症食品を多めに食べるといいでしょう。

抗炎症食品《こうえんしょうしょくひん》というものが注目されています(2)。この場合の炎症とは主に慢性炎症のことなので、五十肩や腱板断裂の炎症とは少し違うのですが、抗炎症食品と炎症を促進する可能性がある食品例を紹介します。

ただ、これらの食事を徹底したとしても、消炎鎮痛剤を飲むほうがはるかに痛みは減ると思います。食事でどうこうできる問題ではないというのが現実的な話なので、治療効果をとくに期待してはいけません。

それでも、**生活習慣病の予防になりそう**だということはわかっていますので、抗炎症食品を多めに食べて、反対に炎症を起こしやすい食品を避けることは実践してもいいでしょう。私自身もコーヒーや玄米、豆類などをよく摂っています。

【 抗炎症食品の例 】
- 果物
- 野菜
- 高繊維質の全粒穀物
- 豆類
- 一価不飽和《いっかふほうわ》脂肪酸を含む食品(アボカド、オリーブオイル、ナッツなどの種子類、ナッツバター)
- 多価《たか》不飽和脂肪酸(オメガ3脂肪酸など)を含む食品(クルミ、亜麻仁《あまに》、チアシード、サケ・ニシン・イワシ・サバなどの水産物)
- 紅茶
- コーヒー
- カカオ分70%以上のチョコレート
- ハーブ、スパイス(ターメリック、ジンジャーなど)
- 適量のアルコール

【 制限すべき炎症性食品の例 】
- 炭酸飲料、ジュース、アイスティーなどの甘味飲料
- 白いパン、パスタ、白米などの精製炭水化物の過剰摂取
- 揚げ物
- ベーコン、ソーセージなどの高脂肪加工肉
- クリームやバターなどの全脂肪乳製品、部分水素添加油脂、脂肪分の多い肉などの飽和脂肪酸
- アルコールの過剰摂取

Q6 親も私も肩こりに悩んでいます。肩がこりやすいのは遺伝でしょうか？

A 遺伝的な要因よりも、生活習慣やストレスの要因のほうがはるかに大きいです。

肩こりは遺伝的な病気ではありません。遺伝的な要因よりも、**生活習慣やストレスなどの要因のほうがはるかに大きい**というのが、多くの専門家に共通する認識です。

ただ、イギリスの研究(3)によると首や肩の痛みに関連する遺伝子が、3つほど見つかっています。それでも「多少は関係があるだろう」という程度だと思います。

親が肩こりになりやすかったり、家系的に肩こりの人が多いからといって、「自分も肩こりになりやすいのではないか」と気にする必要はありません。

それよりも、エビデンスはありませんが、どちらかというと**筋肉が少ない人に肩こりが多く**、運動をして適度に鍛えている人は肩こりが少ない印象があります。3章で紹介している1分肩トレのような運動を習慣づけていただくことが大切です。

Q7 体質や性格は肩の痛みに影響しますか？

A 性格は影響します。細かいことは気にせずポジティブであることを心がけましょう。

体質はわかりませんが、性格は肩の痛みに影響します。**恐怖や抑《よく》うつ、不安などネガティブな感情になりやすい、あるいは神経質な性格**は肩痛の重要な原因になるという2022年の研究結果⑷があります。くわえて、あがり症など自覚的なストレスが強い人は肩こりや首こりと関連があることも2006年の研究⑸で示されています。

他人は気にしないようなことを気にしすぎてしまう人や、物事に対してネガティブになりやすい人は、肩こりになりやすい傾向があります。

逆に普段はポジティブな性格で、神経質ではない人でも、たまたま嫌なことが起こるなどネガティブな状況に置かれた場合、肩痛のリスクが高くなります。肩の痛みを避けるには、**細かいことは気にせずポジティブであること**を心がけましょう。

8

Q 40代からの腰痛持ちで50代になって五十肩を発症しましたがこれは老化によるものでしょうか？

A 腰痛改善のために姿勢を意識すると、五十肩にも良い影響があります。

五十肩を発症した原因が老化といっていいかは判断が難しいです。ただ、若い人で五十肩になる人がいないのは確かなので、**加齢性の変化の一部ではあると考えられます。**腰痛を引き起こす、もしくは腰痛の原因となる姿勢の悪さが、五十肩の人に多いということは研究(6)でわかっています。

対処法はシンプルに腰痛の治療をすることです。また、腰痛の改善のために良い姿勢を意識することは、結果的に五十肩にも良い影響をおよぼす可能性があるといえるでしょう。

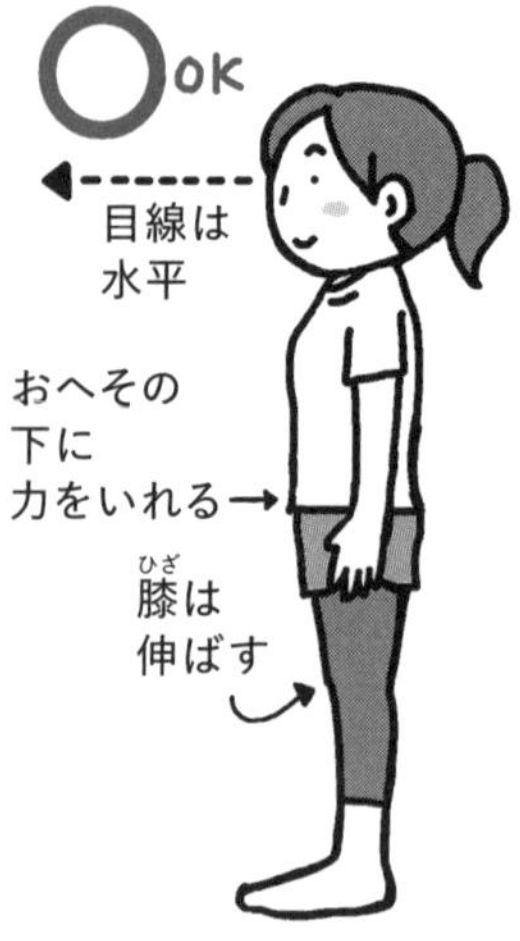
OK
目線は水平
おへその下に力をいれる
膝《ひざ》は伸ばす
良い姿勢の例

Q 9
肩の痛みが徐々に強くなり数週間すると消えしばらくするとまた痛くなります。これを何度も繰り返していますが放っておいても大丈夫でしょうか？

A
原因が見つからず、痛む期間が短い場合は放っておいても大丈夫ですが、何度も繰り返すようなら検査しましょう。

一般的に数週間程度で消える症状の場合は、放っておいても問題ないことが多いです。気休めのようないい方になりますが、原因が見つからず、早期に症状が消える場合は対処する必要がないことが多いのです。原因がはっきりしないようなら、いい意味で放っておいてもいいと思います。

ただし、「**痛くなっては消える**」を何度も繰り返す場合は、検査をおすすめします。

あまり聞かないケースですが、腱板断裂の可能性もあります。また、**滑膜性骨軟骨《かつまくせいこつなんこつ》腫症《しゅしょう》という病気も考えられます。**滑膜が軟骨のように変化して関節の中に挟まって痛みが出る病気で、痛みは何か月間か続きます。挟まった軟骨が外れると痛みがなくなりますが、何度も繰り返すのが特徴です。

Q 10
欧米人は肩がこらないって聞きますが本当ですか？同じように子どもは肩がこらないのですか？

A 欧米人も子どもも肩こりになります。

そもそも「肩こり」という表現は英語にありません。肩こりの症状を英語ではneck painやstiff neckといいます。直訳すれば首の痛み、こりです。だから「欧米人は肩がこらない」という誤解を生んでいるのでしょう。2000年のカナダの論文⑺によると、サスカチュワン州の54％の人が半年以内に肩こりを経験しているという報告があります。このことから、おそらく**肩こりは全世界に共通する症状**だと考えられます。

子どもに関しても、最近は肩こりの症状が多いようです。イランの7歳から12歳の小学生693人を調査した論文⑻によると、**首（頸部《けいぶ》）の痛みを感じる子が35％**、**肩の痛みを感じる子が30％いたそうです**。原因として机の高さが高いことや座面が後ろに傾いていること、板書が見づらいこと、宿題が多すぎることなどがあり、それらが子どもの肩こり・首こりのリスクを高めているようです。

Q 11 寒い日ほど肩こりがひどいと感じます。気温と肩こりは関係するのでしょうか？

A 気温が低下すると筋肉が硬くなるので、首まわりを温めましょう。

気温が低下すると筋肉は硬くなります。 マウスを使った実験⑼で、筋肉の温度が32度を下回ると肉離れリスクが高まることが明らかになっています。スポーツをする前に準備運動をしますが、それは筋肉の温度を高め、怪我を予防することが目的です。

寒いと体温調節のために熱を放散しないように血管が収縮するため、血管が細くなります。その結果、血流も悪くなります。

肩こりの人は、寒さ対策として首まわりを温めるといいでしょう。**タートルネックの服を着たり、マフラーを巻いたりするのもいいですが、厚着には注意が必要です。** 服が重いことが肩こりの原因になることもあるからです。服を軽くする手段として、使い捨てカイロを貼ってもいいでしょう。

ただし、低温やけどの原因になるので寝るときに使うのは避けてください。

Q 12 スマホのせいで肩こりが増えたといわれますが肩に良いスマホとの付き合い方はありますか？

A スマホを使うときは「持つ位置」が大切です。

「スマホ首」といわれるように、**姿勢が悪い状態で長時間スマホを見ていると肩こり（首こり）が起こりやすくなる**のは当然考えられます。

2022年のバングラデシュとインドでの調査⑽によると、スマートフォン中毒が負の影響を与えるという報告があります。18歳から30歳の男女326人のうち、43・3％が首の痛み、42・9％が肩の痛み、27・9％が肘《ひじ》の痛みを訴えたそうです。

本来、肩こりが少ないはずの年代の人たちも、いろいろな痛みを抱えており、とくに首の痛みがいちばん多かったという結果が出ています。**首が痛い人は、まず安静にし、正しい姿勢を心がけましょう。**

そして、スマホを見ない時間は目をつむ

って、目を休息させましょう。また、セルフストレッチをこまめに行うことで、スマホを使った後の首の痛みを軽減します。

スマホを持つ位置も大切です。スマホが顔より下の高さにあると、のぞき込む形になるため、どんどん頭が前になります。

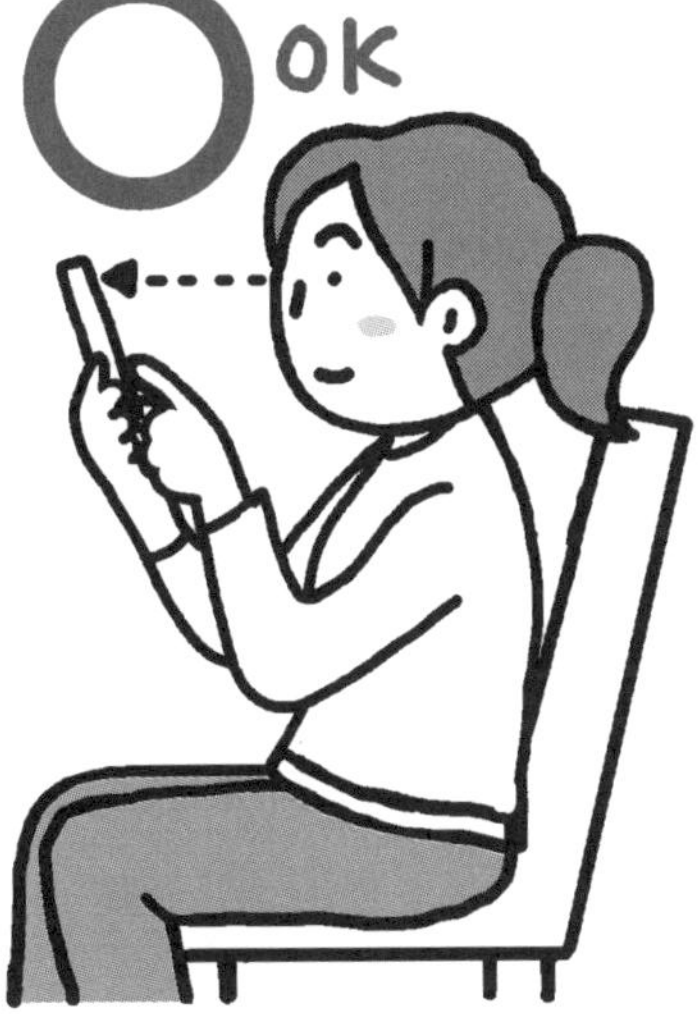

顔の高さまで上げましょう。

この状態が長時間続くと、前方頭位《ぜんぽうとうい》という猫背のような悪い姿勢になります。

スマホを見るときは、スマホを顔の高さくらいまで上げるといいでしょう。これで首が楽になります。顔の高さまで上げるのがつらい人は、顎《あご》くらいでもかまいません。

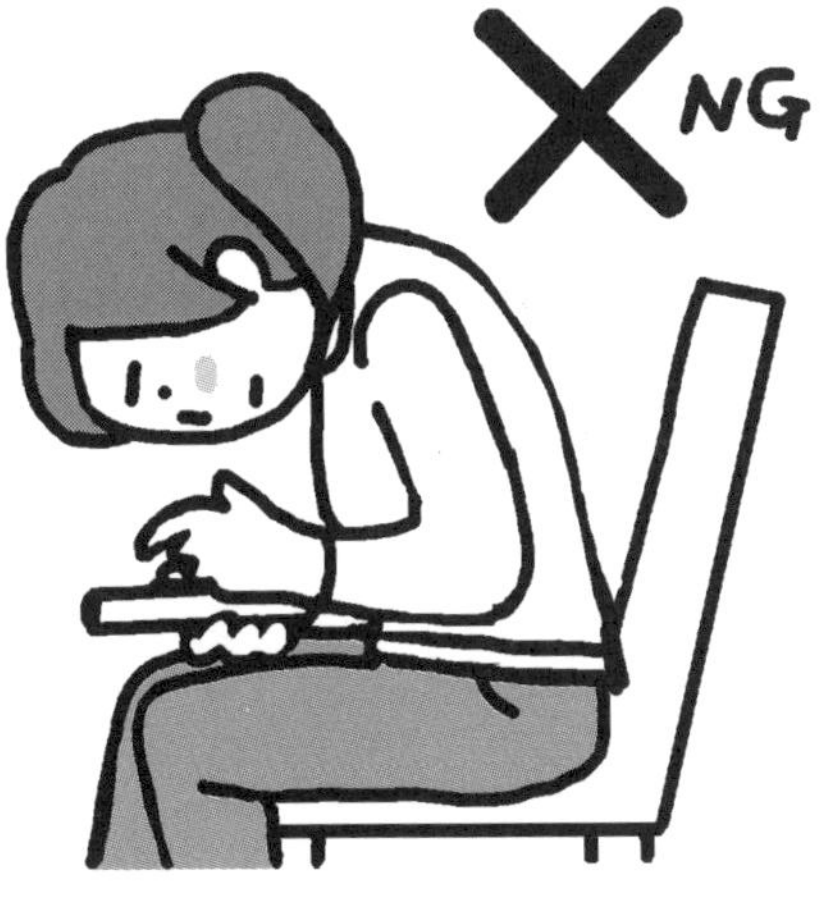

のぞき込む状態が続くと悪い姿勢になります。

13 Q 長時間のパソコン作業も肩痛の原因と聞きました。肩に良いパソコンとの付き合い方はありますか？

A 長時間のデスクワークは肩こりの原因の1つ。眼と画面の高さを合わせ、こまめに休息やストレッチを。

デスクワークは、肩こりの原因の1つです。スリランカのコロンボ大学の研究⑾によると、パソコンを長時間使用した後にもっとも多い痛みは、首と肩の痛みだという結果が出ています。まさに、これは肩こりを表しています。

それ以外にも、手首や目、頭などの痛みがある中で、首と肩の痛みが圧倒的に多かったということです。

また、作業姿勢をより良い状態にするために、どのような道具が効果的かを調べた研究⑿があります（大手ヘルスケア企業のコールセンターで働く182人が対象）。

その研究によると、**机に設置するクッションのような大型前腕サポーターが効果的**だったという結果が出ています。

サポーターによって、コールセンター従業員の上半身の筋骨格系障害を予防し、パソコン作業にともなう上半身の痛みを軽減したそうです。

そのようなサポーターがなくても、パソコンとの付き合い方として、まず**モニターの上端を眼の高さとほぼ同じ高さにすることが大切**です。

作業中はモニター画面の中央を見ることが多いため、視線はやや下を向きますが、この高さなら視線が下になりすぎてのぞき込むような状態になりにくいです。

そして、**休息も大切です**。立ち上がって背伸びをするなど、ずっと座り続けないようにしてください。

また、肩の体操も定期的に行いましょう。第3章の「肩こりに効く肩甲骨スライド」（P98）がおすすめです。

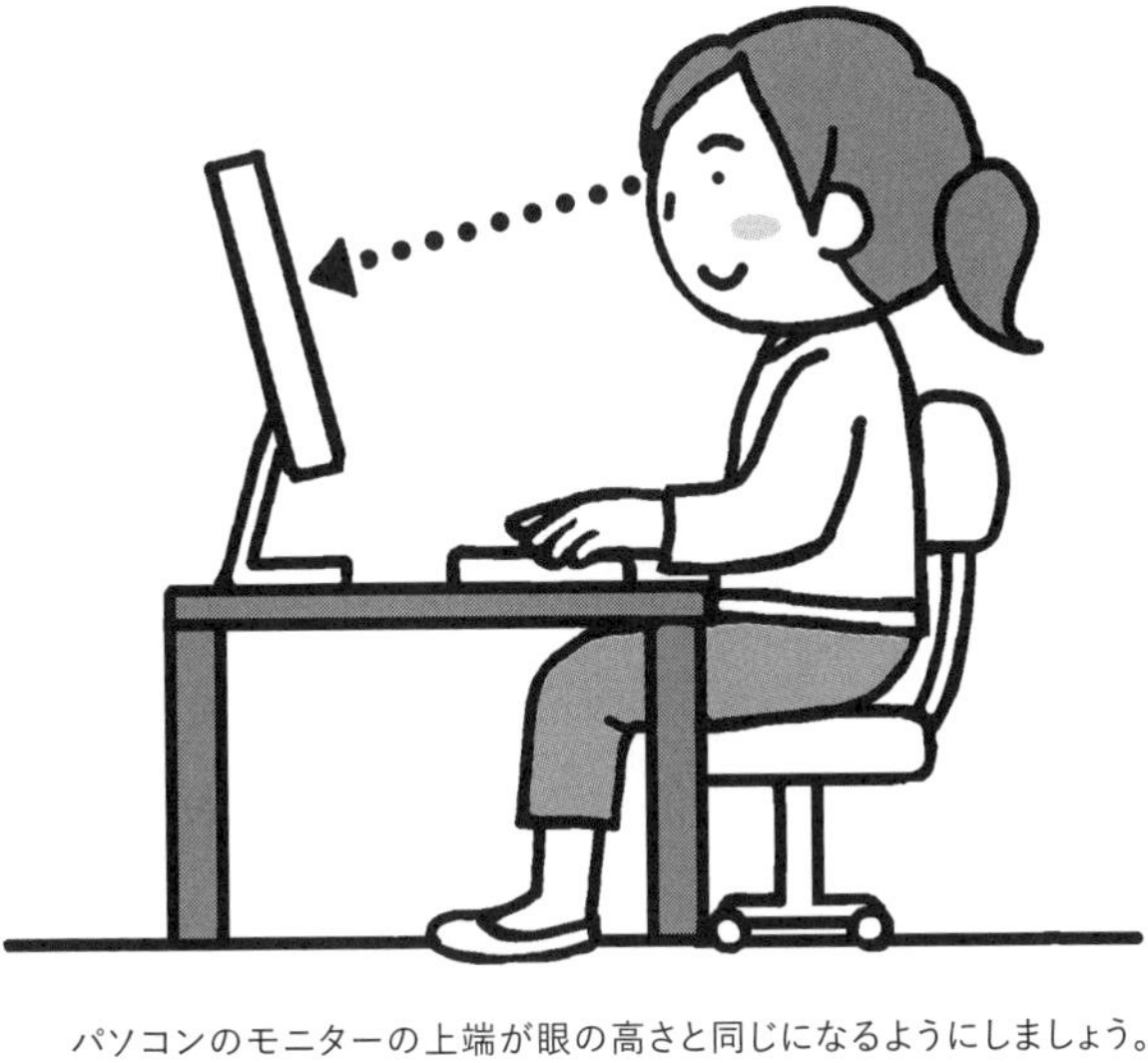

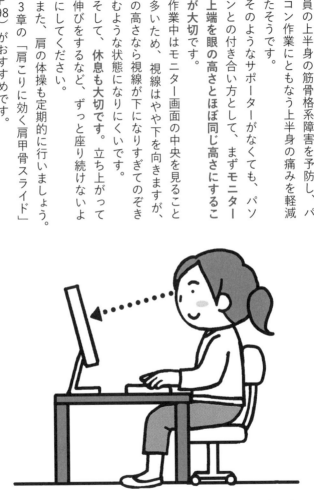

パソコンのモニターの上端が眼の高さと同じになるようにしましょう。

Q14 スマホやパソコンから発するブルーライトは肩こりに影響するのでしょうか？

A 直接影響はありませんがブルーライトは眼精疲労の原因になり、そこから肩こりにつながる可能性はあります。

基本的にブルーライトは、肩こりへ直接的に強い影響を与えることはないと考えられます。

ただし、ブルーライトを**就寝前に浴びると、睡眠パターンが乱れる可能性**があります。そのため、寝る前にあまり浴びないほうがいいといわれています。

ブルーライトを遮断するブルーライトカットのメガネを使ったら睡眠の時間と質が改善したという報告(13)もあります。

また、**ブルーライトは眼精疲労の原因に**なります(14)。DES（デジタル眼精疲労）と呼ばれ、一般的な症状は、眼精疲労、頭痛、目のかすみ、ドライアイ、首や肩の痛みなどがあります。

眼精疲労による症状の1つとして頭痛があり、そこから最終的には筋肉の緊張からくる肩こりにつながる可能性があります。

Q 15

休院日に突然、肩が上がらなくなり強い痛みを感じたとき、応急処置的に自分でできる対処法はありますか？

A 市販の鎮痛剤を飲んで、なるべく痛みが出る動作を避けましょう。

骨折や外傷（転んで腕が腫れているなど）がある場合、救急病院に行ってください。

一方、外傷がなくても救急病院を考えたくなるような激痛の場合は、**石灰沈着性腱《せっかいちんちゃくせいけん》板炎《ばんえん》**という病気の可能性があります。この病気は腱板の中に石灰、つまりカルシウムが沈着する病気です。治療法としてはステロイド注射があります。大抵は注射で激痛が消えますが、それ以降も痛みが残ったら手術をすることもあります。

自分でできる**応急処置としては**、まず**市販の鎮痛剤**を飲んでみてください。効かない場合は救急外来に行っていいと思いますが、救急外来で可能な鎮痛処置は限られます。ほかの対処法としては、まずは痛みが出るような動作を避けてください。痛みが感じないように過ごし、整形外科の外来受診ができる日を待ちましょう。

16

Q 疲れてくると肩がポキポキと鳴ったりしびれて力が入らないときがあります。放っておいても大丈夫ですか？

A 音が鳴るだけなら放っておいてOK。音とともに痛みがあるなら医師に診てもらいましょう。

肩がポキポキと鳴るだけで痛みがないなら放っておいても大丈夫ですが、肩甲骨なのか肩関節なのか、まずどのあたりで鳴っているのかを確かめてください。**肩甲骨ならほとんどは問題ない**ですが、病院へ行くサインとしては次のようになります。

他人にも聞こえるくらい音が大きくびっくりするような場合は、骨と骨がぶつかっている可能性や、骨が異常に出っ張ってできた腫瘍などが音を鳴らしている可能性があり、病院へ行くことをおすすめします。

もう1つは**音とともに痛みがあり、それが続いているときです**。滑液包炎《かつえきほうえん》という病気の可能性があり(15)、音が鳴るところに炎症が起こっています。

骨が直接ぶつからなくても骨と骨のまわ

りにあるクッションのような役割の滑液包が炎症を起こすと、腫れているため余計に音が鳴ります。

　また、しびれて力が入らないときも医師に診てもらったほうがいいでしょう。音とは別に、神経に問題がある可能性があります。

　ただ、それも一時的な症状であれば大丈夫ですが、心配な方は医師に相談してみるといいでしょう。

　音が鳴る以外の症状として、熱があったり体重減少などがあったりする場合は、がんや感染症などの重大な疾患の可能性があります。

　肩関節のほうで音が鳴っているとしたら、肩峰下《けんぽうか》インピンジメントという病態の可能性もあるので、病院で診察を受けることをおすすめします。

音の鳴る場所と症状は?

【 肩甲骨あたりの場合 】

○音が大きい→骨と骨がぶつかったり、腫瘍などができて鳴らしている可能性あり。

○音とともに痛みがある→滑液包炎。骨と骨のまわりにあるクッション(滑液包)が炎症を起こし、腫れているので音が出る。

○ほかの症状がある(発熱や体重減少など)→重大な疾患(がん、感染症など)の可能性あり。

【 肩関節あたりの場合 】

○肩峰下インピンジメントの可能性あり。

17

Q 「肩が固まらないように日頃から肩を回せ」といわれますが、効果はあるのでしょうか？ 同じように腕をぐっと上に伸ばす背伸びも効果がありますか？

A 効果があります。肩甲骨を動かすことが大事です。

肩を回すということは、**肩甲骨を動かす意味合いが強く、五十肩や肩こりに効果があります。**基本的に大きく回したほうがいいですが、小さく回す場合でも、肩甲骨がしっかり動いていれば効果があります。

腕をぐっと上に伸ばす背伸びも効果があります。同じ姿勢でずっと作業をしているときに、伸びをすると筋肉のストレッチになります。とくに肩こりの場合は、肩甲骨のまわりの筋肉が硬くならないようにするという意味で効果があります。

今、肩がこっていないけれど、背伸びをして気持ちいいとしたら、もう少ししたら本当に肩こりを発症するサインかもしれません。

肩こり予防のためにも、長時間同じ姿勢でいる場合は、休憩時間に肩を動かすようにしましょう。

Q18 肩に良い入浴法はありますか？

A 自分が気持ちいいと感じる方法で入浴しましょう。

私は、お風呂は**その人がいちばん気持ちいいと感じる入浴法が**、結果的に身体にもいいと指導しています。ただし、肩が痛くて洗えないところがある人は、無理な動きをしないようにしましょう。

湯船の温度は、入って楽になるかどうかを基準にしてください。自分の感覚に頼っていただいてかまいません。一般に41～42度以上で交感神経優位に変わり、それより低いと副交感神経優位になるといわれています。副交感神経優位になると、筋肉もリラックスし、血流も良くなります。

入浴剤にも血流を良くしたり、リラックス効果で副交感神経を優位にしたりする効果があるといわれているので、お好みで使ってください。

また、お風呂の中では**うちわを使わなくても水の抵抗があるので、手だけで「うちわあおぎ」をしてみると**、3章の1分肩トレと同じような効果が得られます。

Q19 おすすめの寝具（枕や布団）はありますか？

A 首の形に合っていて、高さが安定している枕がおすすめです。

マットレス（布団）の硬さについては、**ミディアムフォーム（「硬い」と「やわらかい」の中間くらい）**が良いという結果が出ています⒃。

しかし、何をもって「硬い・やわらかい」と感じるかは個人差があるので、売り場で試してみるしかありません。

枕の高さも大切です。首の骨は横から見るとカーブしています。このカーブがなくなっているのがストレートネックですが、

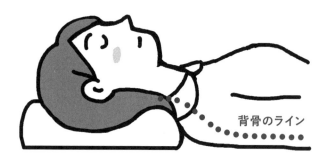

首の骨が自然なカーブになる高さを選びましょう。

自然なカーブになるようサポートしてくれる、**首にしっかり当たる枕**が、首の痛みがいちばん少なかったということが示されている研究⒄もあります。

また、**横向きになったときにも、ある程度高さが安定している枕**がいいでしょう。本来はオーダーメイドがいいのですが、既成品を購入する場合、試してみて、あおむけになったときに首に沿ったカーブをしていて、横向きになったときも高さが安定している枕がおすすめです。

掛け布団は重いと寝返りがしにくいので、軽いほうがいいでしょう。また、暑い時期は熱中症にならないように、冷房をつけたまま寝るのがおすすめですが、肩が冷えないように注意してください。

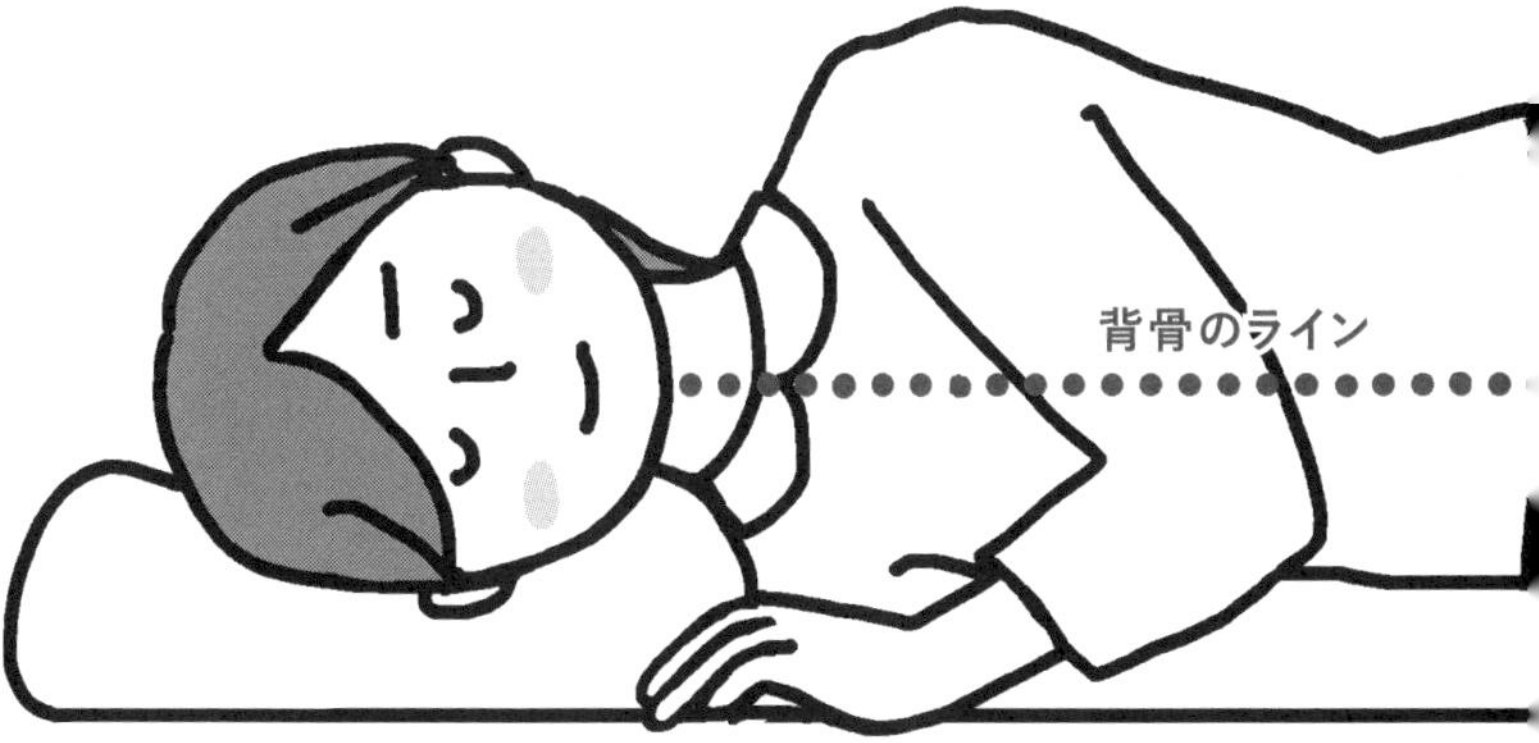

横向きになったときにも高さが安定している枕がおすすめです。

20

Q 肩に痛みがあるとき、下半身が中心の運動なら続けても大丈夫ですか？

A 肩に負担がかからない運動なら大丈夫です。

たとえば手術後、安静にしなければいけないときや、腕を固定している状態でない限りは、**肩に負担がかからないものであれば続けてかまいません。**

一方、フリーウエイトのトレーニングは肩へ負担がかかるものが多く、バーベルをかつぐだけでも肩には大きな負担がかかります。

マシンを使う場合、**レッグプレスのように足だけを使い、肩に負担がかからないもの**なら行ってもいいでしょう。

下半身を鍛えることは肩にとっても良いといえます。

2000年の論文⒅では、下半身の筋肉が弱ってくると、腕で支えて起き上がったりする場面が増え、結果的に肩が痛くなり、肩を使いすぎたときの症状を発症するリスクが高いといわれています。

Q21 「野球選手にとって肩は消耗品」といわれますが本当ですか？

A 強い刺激は肩を壊しやすくする原因となります。ほどよい刺激を与えれば肩も強くなります。

野球選手の中でも、とくに投手は昔からよく「肩は消耗品」といわれてきました。それだけ投球動作は肩に負担がかかるというわけです。

少し難しい話になりますが、身体は環境に適応していきます。その最たるものが筋トレです。重いものを持ち上げるなど、筋肉に負荷をかけたときに筋肉が強くなります。適応は筋肉以外のさまざまな組織にも起こります。腱板も肩自体も少しずつ強くなりますし、骨もそうです。

ほどよい刺激を与えることが身体を消耗させずに、長持ちさせます。ほどよい刺激の例が「うちわあおぎ」で、インナーマッスルに適度な刺激を与えます。

反対に１６０㎞のボールを投げることは、ほどよい刺激ではありません。刺激が強すぎれば壊れやすくなります。

同じ理由で、私は**肩まわりの筋トレをおすすめしていません。**

【 第5章の参考文献 】

p141 (1) K M Bleasdale-Barr , et al.
Neck and other muscle pains in autonomic failure:
their association with orthostatic hypotension. J. R. Soc. Med. 1998

p144 (2) https://www.hsph.harvard.edu/nutritionsource/healthy-weight/diet-reviews/anti-inflammatory-diet/

p146 (3) Meng, W. et al. A genome-wide association study finds genetic variants associated with neck or shoulder pain in UK Biobank. Hum. Mol. Genet. 29, 1396–1404 (2020)

p147 (4) Vogel, M. et al. The Unhappy Shoulder:
A Conceptual Review of the Psychosomatics of Shoulder Pain. J. Clin. Med. Res. 11, (2022)

p147 (5) Kimura, T., Tsuda, Y., Uchida, S. & Eboshida, A. Association of perceived stress and stiff neck/shoulder with health status: multiple regression models by gender. Hiroshima J. Med. Sci. 55, 101–107 (2006)

p148 (6) Vardanapu, P., Jampa, N. S. K. & Hussain, A. Correlation Between Upper Trapezius, Levator Scapulae And Pectoralis Minor Muscle Length In Frozen Shoulder – A Cross-Sectional Observational Study.
Int. J. Physiol. Pathophysiol. Pharmacol. 93–98 (2020)

p150 (7) Côté, P., Cassidy, J. D. & Carroll, L. The factors associated with neck pain and its related disability in the Saskatchewan population. Spine 25, 1109–1117 (2000)

p150 (8) Gheysvandi, E. et al. Neck and shoulder pain among elementary school students: prevalence and its risk factors. BMC Public Health 19, 1299 (2019)

p151 (9) Scott, E. E. F., Hamilton, D. F., Wallace, R. J., Muir, A. Y. & Simpson, A. H. R. W.
Increased risk of muscle tears below physiological temperature ranges.
Bone Joint Res. 5, 61–65 (2016)

p152 (10) Ahmed, S., Mishra, A., Akter, R., Shah, M. H. & Sadia, A. A. Smartphone addiction and its impact on musculoskeletal pain in neck, shoulder, elbow, and hand among college going students: a cross-sectional study.
Bulletin of Faculty of Physical Therapy 27, 5 (2022)

p154 (11) Silva, A. Computer ergonomics related health problems of Library staff: a case study at the University of Colombo. J. Univ. Libr. Assoc. Sri Lanka 24, 57–75 (2021)

p154 (12) Rempel, D. M. et al. A randomised controlled trial evaluating the effects of two workstation interventions on upper body pain and incident musculoskeletal disorders among computer operators. Occup. Environ. Med. 63, 300–306 (2006)

p156 (13) Burkhart, K. & Phelps, J. R. Amber lenses to block blue light and improve sleep: a randomized trial. Chronobiol. Int. 26, 1602–1612 (2009)

p156 (14) Sheppard, A. L. & Wolffsohn, J. S. Digital eye strain: prevalence, measurement and amelioration. BMJ Open Ophthalmol. 3, e000146 (2018)

p158 (15) Conduah, A. H., Baker, C. L., 3rd & Baker, C. L., Jr. Clinical management of scapulothoracic bursitis and the snapping scapula. Sports Health 2, 147–155 (2010)

p162 (16) Caggiari, G. et al. What type of mattress should be chosen to avoid back pain and improve sleep quality? Review of the literature. J. Orthop. Traumatol. 22, 51 (2021)

p163 (17) Jeon, M. Y. et al. Improving the quality of sleep with an optimal pillow: a randomized, comparative study. Tohoku J. Exp. Med. 233, 183–188 (2014)

p164 (18) Klein, M. G., Whyte, J., Keenan, M. A., Esquenazi, A. & Polansky, M. The relation between lower extremity strength and shoulder overuse symptoms: a model based on polio survivors. Arch. Phys. Med. Rehabil. 81, 789–795 (2000)

第6章

自分に合う病院・治療院の見つけ方

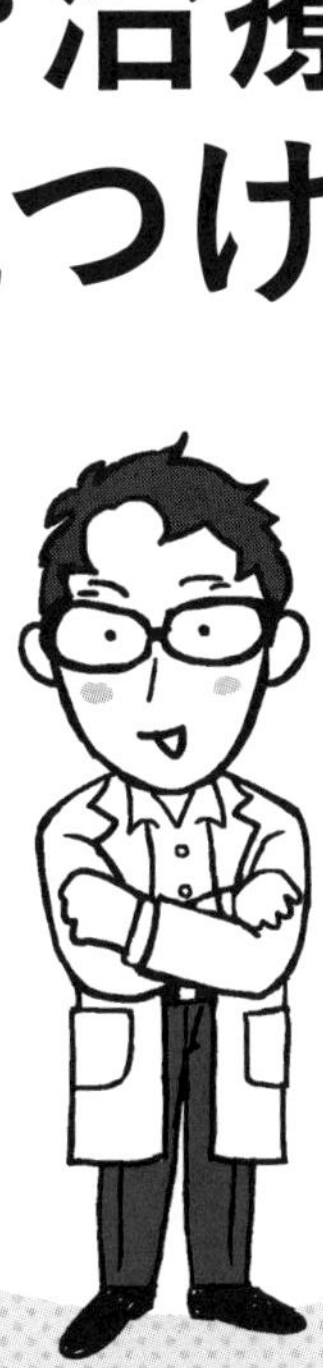

もう「どこに行けば？」と迷わない病院・治療院の選び方と活用法

◉セルフケアで改善しないなら整形外科へ

　ここまで、肩痛のセルフケアを中心にお伝えしてきましたが、だからといって「病院に行かなくていい」ということではありません。

　序章では自分の肩痛は何なのかを簡単に確認できるよう、「肩こり・五十肩・腱板《けんばん》断裂《だんれつ》」に分けたセルフチェックをご紹介しました。ただし、これはあくまで簡易的なもので、「肩こりっぽい」「五十肩の疑いがある」「腱板断裂かもしれない」といった可能性を示すものですから、「セルフチェックでは五十肩だったけど、病院で検査したら腱板断裂だった」という場合もあり得ます。セルフチェックで100％正しい自己診断ができるわけではないとお考えください。

医師であっても痛みの原因を特定しておかなければ、その後の正しい対処はできません。ですから、3章の1分肩トレや4章の日常生活の注意点を実践しているにもかかわらず、**1〜2週間経ってもあなたの痛みに改善の兆しが見られないときは、整形外科の受診**をご検討ください。そして、病院で検査（診断）を受けて、肩痛の症状と原因を正しく把握することが大切です。

ただし、「そうはいっても病院に行くのは気が進まないよ」という人も多いと思います。また、過去に受けた診察や治療に対して、良い印象をお持ちでない人がいるかもしれません。そこで、**この章では病院や治療院の上手な活用法や選び方**をアドバイスします。

◉診断と医療行為ができるのは医師だけ

「肩痛の治療」と聞くと、病院以外にマッサージや整体を思い浮かべる人も多いと思います。ですが、いざ行くとなったとき、どこへ行ったらいいのか迷ってしまう人も多いはずです。

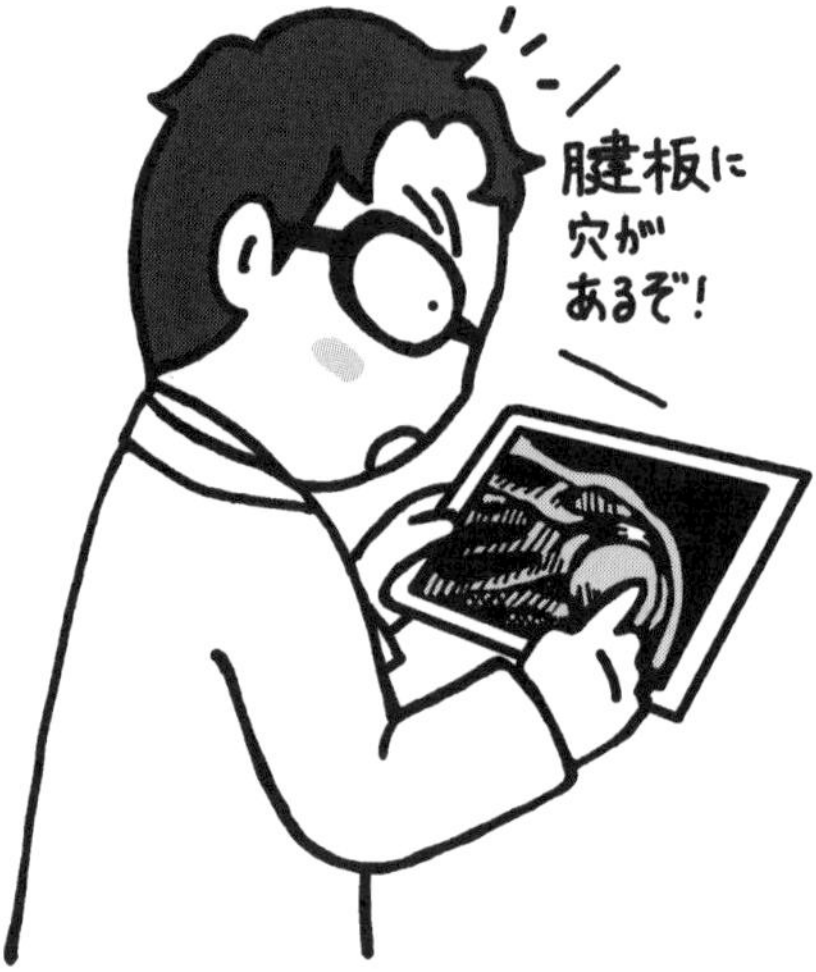

そこで、どこへ行くのか迷わないために知っておくべきポイントをご説明します。

第一に、**肩痛に対処する専門家は「医師」と「医師以外の職種」に分かれます。**

そして、「医師」と「医師以外の職種」では持っている資格が異なり、受けられる治療（施術）も異なります。

現在、日本では**医師だけに認められているものとして「診断」と「医療行為」**があります。具体的には、診断とは患者さんに対して「**診察・検査**」を行って**症状の原因を判定**することです。一方、医療行為とは医師が患者さんに「**投薬・注射・手術**」（注）などを行うことです。医師以外の職種は、診断と医療行為を行うことはできません。この点に大きな違いがあります。

それに対して、医師以外の職種はそれぞれが持っている資格によって、できる施術の内容が違います。

＊注：投薬と注射については、医師の指導のもとで看護師も行うことができます。

その中で、国家資格が必要な主な職種として――

◎あん摩《ま》マッサージ指圧師《しあつし》：あんま・マッサージ・指圧を駆使して身体の不調をやわらげます。

◎鍼灸師《しんきゅうし》：鍼《はり》や灸《きゅう》を使って刺激を与えて血液循環を改善したり、身体の不調をやわらげます。

◎柔道整復師《じゅうどうせいふくし》：本来、骨折・脱臼《だっきゅう》・捻挫《ねんざ》・打撲《だぼく》などの怪我の処置が中心ですが、慢性疾患（肩こりなど）に対する徒手療法《としゅりょうほう》を行う人も増えています。

◎理学療法士《りがくりょうほうし》：病気や怪我などで運動機能が低下した人に対して、医師の指示のもと、運動の指導や徒手療法など、リハビリテーションを行います。

◎作業療法士《さぎょうりょうほうし》：身体や精神に障害がある人へ、医師の指示のもと、日常生活の作業（食事・歯磨きなど）に焦点を当てた指導・訓練を行います。

　整形外科の領域においては、理学療法士が背骨と下半身のリハビリを担当し、作業療法士が腕と手を担当。肩はどちらも担当するという例が多いです。

一方、国家資格が不要な主な職種として――

◎**整体師**《せいたいし》：全身のバランスを整えることで自然治癒力を高め、痛みや違和感を改善するための徒手療法を行いますが、現時点では医学的根拠がある手法は少ないと思われます。

◎**カイロプラクター**（アメリカでは国家資格）：脊椎《せきつい》を中心に身体を調整することで、姿勢や身体機能の改善、痛みの軽減を行います。

以上、資格ごとに受けられる治療内容を簡単にご説明しましたが、これだけですべてを語るのは難しくなっているのも事実です。なぜなら、医療の現場では時代に合わせた職種が新たに生まれたり、東洋医学と西洋医学が混ぜこぜになっている側面もあるからです。

ですから、資格に対して最低減の知識を持ちつつ、医師や治療家をしっかり選ぶことが大切です。そこで、ここからは病院や治療院を選ぶときに注意してほしい点を紹介しますので、ぜひ参考にしてください。

◉病院での検査と診断からスタート

医師の職場を「病院」と呼び、医師以外の職種の専門家がいるところを「治療院」と呼んでいます。ただし、病院であっても「クリニック、医院、診療所、ホスピタル」、あるいは「○○整形外科、○○内科」というように専門科名で呼ぶなど名称は多彩です。

一方、治療院も「接骨院、整骨院、鍼灸院、整体院、マッサージ院」など種類がたくさんあります。

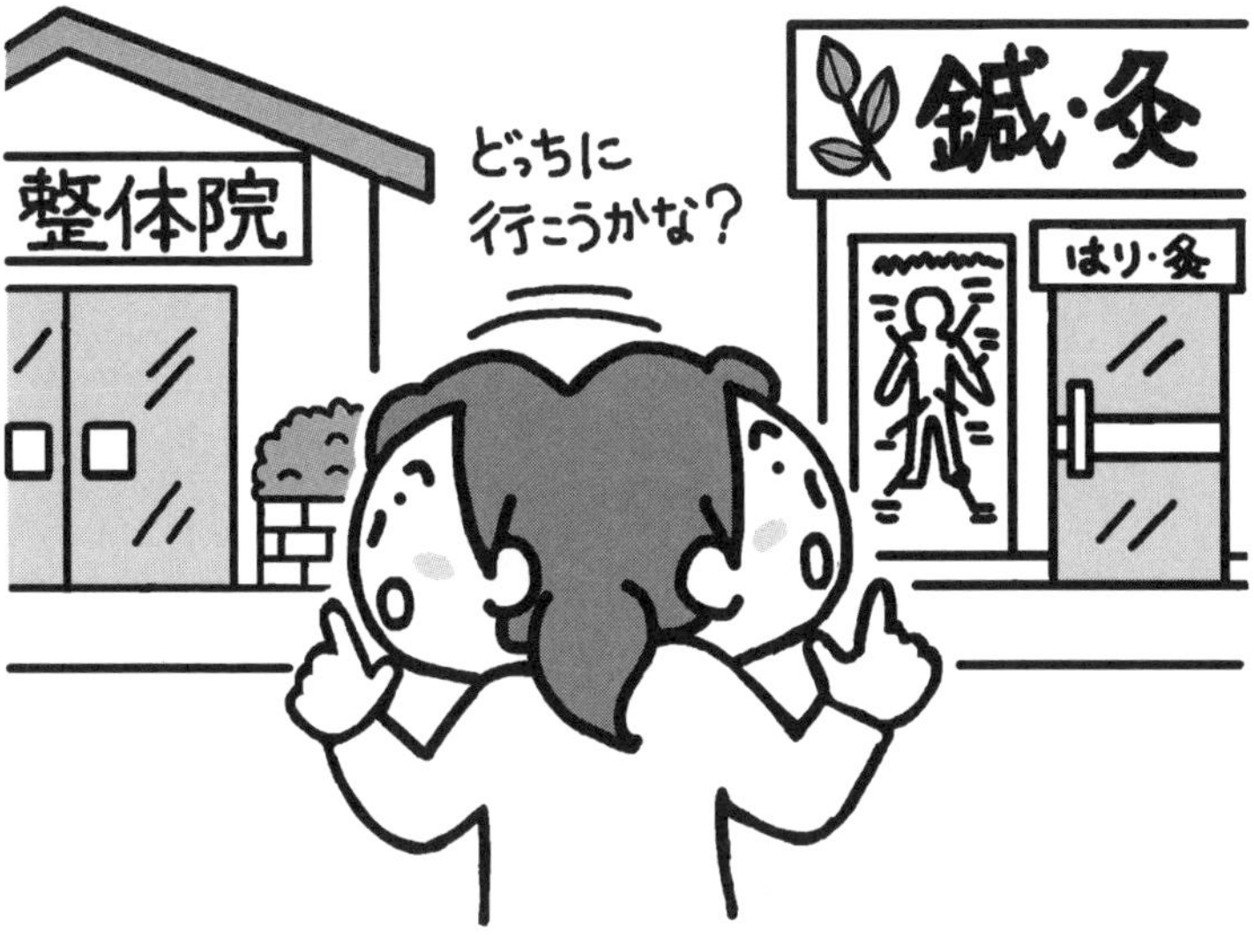

それぞれの違いについては割愛しますが、まずは医師がいる施設が病院で、それ以外の専門家がいる施設が治療院だということを覚えておきましょう。

それでは、病院と治療院のどちらへ行けば良いのでしょう?

それについては、**はじめに行くのは医師がいる病院**というのが良い選択です。なぜなら、ここまでご説明したように、治療や対処のスタートとなる検査と診断が受けられるからです。

ただ、現実には「病院はハードルが高い」と思って、「最初は治療院に行く」という人も多いです。ですが、逆です。正しい診断がないまま何らかの施術を受けるわけですから、治らないどころか悪化してしまい、結局、病院へ来られることも少なくあ

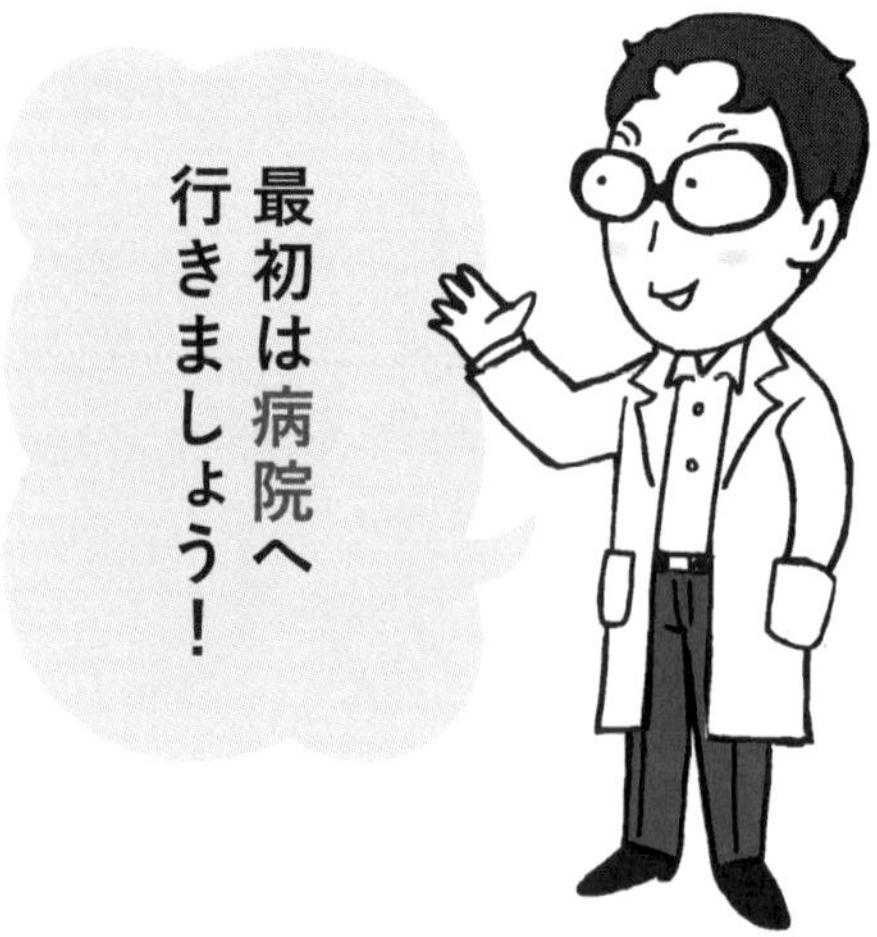

りません。繰り返しますが「最初は病院で診断」が正しい選択です。

一方で、医師の診察に不満を抱く患者さんもいらっしゃいます。その典型的な声が「**レントゲンを撮ったあと、異常なしといわれ、湿布だけ出された**」というものです。

そのお気持ちはとてもよくわかります。ですが、このようなときは「**自分は重症ではなさそうだ**」とポジティブにとらえてください。

病院では、重症もしくは重症になりそうな患者さんに対しては、侵襲的《しんしゅうてき》な治療を行います。侵襲的な治療とは、聞き慣れない言葉だと思いますが、注射や手術など患者さんの身体に負担がかかる「痛そう」な治療のことをいいます。

それに対して、医師は症状が軽いと判断した患者さんの場合、侵襲的な治療をせずに、自然と良くなる可能性を考え、経過観察という方法をとることがあります。

この方法は患者さんの「自己治癒力」を中心に治していくことを狙うものです。そのことを**患者さんへ丁寧に説明している医師が少ないため、「レントゲンを撮って湿布だけ」と不満を抱く人が多い**ように感じています。

では続いて、治療院の活用方法をお伝えします。

症状が軽いと診断されたときは治療院を選択肢に入れよう

病院へ行き、侵襲的な治療は必要ないと医師が診断したとき、その後の選択肢になり得るのが治療院での施術です。

先ほど説明したとおり、治療院といっても数多くの専門職（資格）がありますが、活用したいポイントは**「筋肉の緊張をほぐす」という効果（リラクゼーション効果）**です。実際、２００９年の研究(1)によると、肩こりに対して週に1回程度の治療的なマッサージを受けた人と、セルフケアの本（注）を読んで各々でケアした人を比べたとき、10週間の時点でマッサージを受けたグループのほうが、肩こりの症状がある人は少なかったと報告されています。

とくに、医学的根拠がある資料や文献などでしっかり学ばれている治療家さんであれば、専門的な知識を駆使し**「この筋肉が緊張しているからこの施術でほぐす」**とい

＊注：Jerome Schofferman著『What to Do for a Pain in the Neck』。
（首の痛みの原因、首に関する頭痛、むち打ち症、
推奨されるエクササイズなどが書かれた本）

った治療を受けられるのでリラクゼーション効果が期待できるでしょう。

また、病院の多くは西洋医学を中心に治療を行っています。それに対して、あん摩マッサージ指圧師や鍼灸師が行う施術には、東洋医学の考えがたくさん盛り込まれています。そのため、これらの治療院では病院とは別のアプローチからの施術を受けられるともいえます。

ただし、注意したいことが1つあります。それは「**東洋医学だからエビデンスや医学的根拠は必要ない**」といった類いの話です。これは人の身体を治療する職業として無責任だと思います。私は、たとえ**東洋医学的なアプローチであっても、医学的根拠にもとづいた施術**を行うことが大切であると考えています。

現在、私は治療家さんの教育事業をはじめています。そこでは、「患者さんへの指導を重要視しましょう」「根拠のある医学的知識や知見をもとに体操やセルフケアの指導ができるようになりましょう」とお伝えしています。将来的には施術を行いながら、健康アドバイザー的な役割が果たせる治療家さん、医学的根拠にもとづいて説明できる治療家さんが増えることを願って、少しでも貢献できるよう活動しています。

「独自の○○」「最新の○○」を謳《うた》っている病院や治療院に要注意！

病院や治療院を選ぶ際、注意してほしいのは「**独自の○○○**」とか「**最新の○○○」といったことを謳っている**ところです。聞いただけで、ほかの病院や治療院にはない新しい治療が受けられるのでは……と期待してしまいますよね。

日進月歩している医学ですが、それは世界中の医学論文の積み上げによって成り立っています。それに対して、「独自の○○○」「最新の○○○」というのは、医学論文の積み上げがほとんどない（あるいはまったくない）ものになります。

つまり、これらの謳い文句は、「医学的根拠のない（乏しい）怪しいものなのでは？」と疑ってください。

本書では、各章の最後に参考文献として医学論文を紹介しています。**医学的根拠の基本は医学論文で、それも論文の数が多いほど信頼性は高いと考えて**ください。

ただし、読者の皆さんに専門用語だらけの医学論文を読んでくださいといっているわけではありません。その吟味は私たち専門家の仕事ですから。p176では治療院の活用はリラクゼーションを目的にとお伝えしましたが、この枠を飛び越えて、「独自の理論で根本的に治す！」といったことを謳う治療院があります。しかし、そこに医学的な根拠があるかといえば、私が知る限り「ない」場合がほとんどです。

また、病院において「最新の○○○」という言葉が使われやすいものに「再生医療」があります。近年、整形外科でも膝《ひざ》の軟骨のすり減りについて医学論文が積み上げられ、膝の再生医療が盛んに行われてきました。

それとともに、同じ治療（再生治療）を肩に適用しようというクリニックも増えています。ですが、肩については根拠となる医学論文が極端に少なく、現状ではまだ「怪しいもの」と考えています。

いずれにしても、「独自の○○○」「最新の○○○」という言葉を警戒してください。それでも「独自の」「最新の」治療を受けたい人は、医学的根拠が示されているかを必ず確認しましょう。

1回の治療ですぐに治るとは思わず断言する医師や治療家は警戒すべし

「病院に行ったのに良くならないので、別の病院へ行ったほうがいい？」。そのような不安や疑問を抱くことがあるかと思います。

当然、最初に行った病院や治療院ですぐに治ってしまえば、それに越したことはありません。逆に病院や治療院で受けた治療に効果を感じなかったら、ほかへ行きたくなる気持ちもわかります。

ですが、**人の身体はそんなに単純なものではありません**。私も専門家として、人の身体・医学について学べば学ぶほど、複雑で難しいことを痛感しています。そこで、皆さんにお伝えしたいことが2つあります。

1つめは「**1回の治療ですぐに治る」と期待しすぎない**ということです。

私を含めて、医師や治療家は最初に行った治療の結果をもとに、次の治療をどう修正していくかを常に考えています。その修正力こそが医師や治療家に求められる能力だと思います。ですから、治療を継続するか否かの判断は、少なくとも複数回通ってからにしていただくことをおすすめします。

もう1つは「**断言する医師や治療家こそ警戒すべし**」ということです。

医学を学んできた医師や治療家は、人の身体は単純ではないことを知っています。だからこそ、患者さんに対して「あなたの痛みの原因は絶対に○○です」「その痛みはこの治療で必ず良くなります」などと安易に断言することはできません。

それに対して、何かと断言するような医師や治療家は、勉強不足か視野が狭くなってしまっている可能性があります。

症状が一向に良くならず、何かと断言する医師や治療家であったら病院や治療院を代えることも必要です。病院選びについては、その病院のホームページに掲載されている情報も判断材料の1つになります。医師紹介の欄には、医師の専門分野や所属する学会が掲載されていますので確認しておきましょう。肩の場合は**日本肩関節学会があり、肩を専門とする整形外科医のほとんどが所属**しているはずです。

手術をする・しないを決めるのは自分。だからこそ医師にしっかり質問を

この章の最後に、手術について少しご説明したいと思います。手術に関しては、私も毎年１０００人くらいの患者さんから相談を受けますが、患者さんにとって手術という選択肢は、そう簡単に選べるものではないと実感しています。患者さんにとっては恐怖でしかないのかもしれません。

その一方で、医師に「これは手術ですね」といわれたら、もうその方針を受け入れるしかないという気持ちになる患者さんもいらっしゃいます。

がんの手術などは「手術をする・しない」が直接いのちにかかわります。一方、肩の手術も含めて整形外科の手術の多くは、いのちにはほぼかかわりません。

ですから、**「手術をする・しない」は患者さん自身の意思がいちばん大事**になります。

したがって、医師と手術について相談する際は、「決めるのは自分だ」という意識

を持って臨んでください。

そして、次に大切なのが**医師への質問**になります。最終的に自分が選択するわけですから、その選択のための材料を集めることが必要になります。

医師に聞いておきたいことは、第一に**手術をした場合と手術をしない場合の違い**です。しかも、それは短期的な違いだけではなく、**長期的な違い**について必ず聞いておくようにしましょう。

これまで説明したように、腱板断裂は放っておくと断裂の穴が徐々に拡大する傾向にあります。ですから、手術をしなかった場合、長期的にはどうなるのか、医師の意見を必ず聞いておくことが大切です。

その点を明確にすることが「手術をする・しない」を判断するための重要なポイント（材料）になるはずです。

さらに、**手術後の生活**についても必ず聞いておくようにしましょう。

多くの手術は、手術したら終わりではありません。手術後の生活には大なり小なり制限が加わります。腱板断裂の手術であれば、1か月半くらいは装具や三角巾で安静にしなければなりません。

私たち医師は「**手術50％・リハビリ50％**」という言葉をよく使います。これは手術後のリハビリ生活が、手術と同じくらい大切なものであることを示した言葉ですので、先ほど述べたとおり手術を受けたら終わりではありません。

このように、いろいろな情報を得た上で「手術をする・しない」を判断する必要があるわけですが、質問に対して丁寧かつ的確に答えられないような医師であれば、その病院での手術は避けたほうがいいかもしれません。

また、「手術をする・しない」を判断するための材料が、医師の説明だけでは得られないケースもあるはずです。そうなると、材料が不足したままで「手術をする・しない」を選択しなければなりません。

その場合は焦って決めずに、本書を含めた医学的根拠がある本を読み、情報を得た上で選択されることをおすすめします。いずれにしても、後悔しない選択をしていただきたいですし、結果、手術を選んだならば術後は「**自分の選択を正解にしていこう**」という意識を持って、前向きに過ごしていくことが大切です。

第6章のまとめ

- セルフケアを続けても肩痛が改善しないときは、整形外科へ。
- 「診断（診察と検査）」と「医療行為」をできるのが医師。
- 最初は検査と診断が受けられる病院（肩の場合は整形外科）に行くのが正解。
- 治療院では「筋肉をほぐす」というリラクゼーション効果を活用したい。
- 「独自の○○○」「最新の○○○」を謳う病院や治療院には注意する。
- 断言する医師や治療家には気をつけること。
- 手術を「する・しない」を決めるのは自分。ゆえに手術に関する疑問を医師にしっかり聞くことが大切。

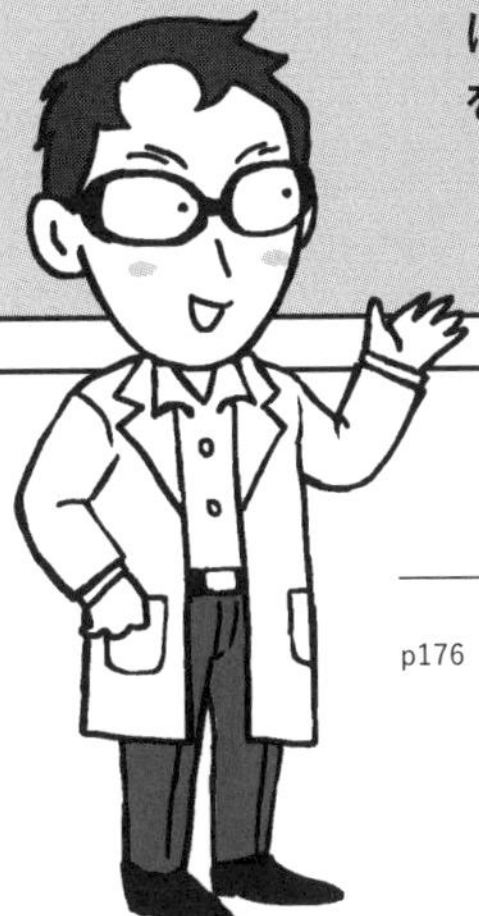

【 第6章の参考文献 】

p176　(1) Sherman, K. J., Cherkin, D. C., Hawkes, R. J., Miglioretti, D. L. & Deyo, R. A. Randomized Trial of Therapeutic Massage for Chronic Neck Pain. Clin. J. Pain 25, 233 (2009)

おわりに

最後までお読みいただき誠にありがとうございます。

私が本書の中で第一にお伝えしたかったことは、「肩は高性能かつデリケートな関節だ」ということです。きっと、本書を読まれるまで、そんなことは意識していなかったですよね。

そこで1章では、「肩は高性能かつデリケートな関節に進化したため、傷めやすい関節になった」と詳しくご説明し、皆さまに肩を日々いたわってほしい理由をお伝えしました。

「はじめに」でも触れましたが、全国から私の外来を訪ねてくださる多くの患者さんを診て、つくづく感じているのは「どうして、こんなにも治療迷子になっている患者さんが多いのだろう」ということです。

「治療迷子」とは、病院や治療院に行ってはみたものの、肩の痛みがなかなか改善しないため、これから誰を頼って、どんな治療を受ければいいのかわからなくなってしまった患者さんのことです。

私は、そのような治療迷子の患者さんをこれ以上増やしたくないという想いで、ユーチューブを使った情報発信をはじめました。

現在、SNSや雑誌、テレビから〝鵜呑《うの》みにしてはいけない〟と思われる医療健康の情報が、毎日のように世の中へ発信されています。

私は医師ですから、「これは根拠のない情報だ」とか「これは医学的に間違った情報だ」ということをすぐに見ぬくことができます。

しかし、一般の方にとって、それが正しい情報か否かを見きわめるなんて、かなりハードルが高いことだと思います。

これは肩に限った話ではなく、医療健康業界の情報を受け取る際には、かなり注意が必要だということです。

そこで、私のユーチューブでは、間違った情報に対しては注意喚起をしつつ、「正しい医療健康情報とそうではない情報の見分け方」についても、お伝えしてきました。

ですから、本書を執筆する上で私がもっともこだわったのは、「現時点で正しい情報を紹介する」ということでした。そのために、可能な限り医学的根拠（エビデンス）としての「医学論文」にもとづいて文献を紹介しつつ、読者の皆さまにとって読みやすいかたちでの執筆を心がけました。

高性能かつデリケートな肩を、生涯にわたって自分で守っていくには、本書で紹介したセルフケア（1分肩トレなど）を続けていくことが大切です。

ですが、人は往々にして何かを続けることが得意ではなく、とくに結果が見えにくいものを継続させるのは苦手なようです。

本書の1分肩トレは、私が医学的根拠にもとづいて考案したセルフケア法で、とくに「うちわあおぎ」は日常生活の中で習慣化しやすいメソッドですから、続けやすいと思います。そして、本書をきっかけにしていただき、日々自分の身体をいたわるための学びをはじめていただけたら嬉しい限りです。

最後に、本書を出版するにあたって、多くの方の力をお貸しいただきました。とくにＧａｋｋｅｎの酒井さんからは、はじめて本を出版するならこのテーマしかないとすすめられ、「肩」という、私にとってど真ん中のテーマで書籍化することを後押ししていただきました。また、編集として山本さん、浅井さんにも多大なるご協力をいただき、誠にありがとうございました。

そして、以前から私が発信する情報にいつも触れていただいているユーチューブのチャンネル登録者の皆さま、オンラインサロンのメンバーの皆さま、メールマガジンの読者の皆さまからも応援の声をいただき、感謝しておりま す。

私自身は、肩や健康のことはもちろん、自己成長に関する情報も引き続き発信をしていきますので、ご興味がある方は〝歌島大輔〟で、ぜひ検索してみてください。

2024年2月

歌島大輔

著者プロフィール

歌島大輔《うたしまだいすけ》

整形外科専門医
日本整形外科学会認定スポーツ医
専門領域：肩関節、肩関節鏡手術、スポーツ医学

1981年生まれ。広島県出身（茨城県育ち）。山形大学医学部卒。
プロ野球選手になることを夢見て、夢破れた野球少年が「医学を究めて、怪我や病気に負けずにやりたいことをやり続ける方法を確立する」と決意。フリーランスの整形外科医となり、複数の病院で日本全国から来院する患者の診療・手術を行っている。とくに肩関節鏡手術においては年間約350件と全国トップクラス。インターネットやSNSでの情報発信も行い、さまざまなオンライン講座を開講している。

YouTubeチャンネル（チャンネル登録者17万人）
https://www.youtube.com/@d.utashima

公式サイト
https://utashima.com/

ご購入特典！

スマホで右の二次元コードを読み込むか、PC・スマホで下記に掲載しているURLを入力してアクセスしてください。
本書をご購入くださった皆さまへ、著者からの感謝の気持ちとして『整形外科・治療院　選び方マニュアル』をお渡しします（お客様のメールアドレスを登録し、PDFファイルをダウンロードしてご覧ください）。

https://sub.utashima.jp/p/3bqaHCnsrg2k

※本をご購入いただいた方限定のサービスです。
　お客様ご本人ではない第三者が利用することはご遠慮ください。
※この特典キャンペーンは予告なく変更・終了する場合があります。予めご了承ください。
※この特典キャンペーンは本書の著者・歌島大輔が代表を務める合同会社BIGSが実施するものです。

名医が教える痛みの正体と治し方
**肩こり・五十肩・腱板断裂
肩の痛みがよくなるすごい方法**

2024年4月9日　第1刷発行

著者　歌島大輔
発行人　土屋 徹
編集人　滝口勝弘
編集担当　酒井靖宏
発行所　株式会社Gakken
〒141-8416　東京都品川区西五反田2-11-8
印刷所　TOPPAN株式会社

・この本に関する各種お問い合わせ先
本の内容については、下記サイトのお問い合わせフォームよりお願いします。
https://www.corp-gakken.co.jp/contact/
在庫については　Tel 03-6431-1250(販売部)
不良品(落丁、乱丁)については　Tel 0570-000577
学研業務センター
〒354-0045 埼玉県入間郡三芳町上富279-1
上記以外のお問い合わせは　Tel 0570-056-710(学研グループ総合案内)